Dieta casera planta

Explora las innovaciones en la dieta basada en plantas a través de las tendencias reales

(SPANISH EDITION)

Por

Spoons of happiness

Tabla de contenidos

Introducción

Atrévete a descubrir las recetas caseras más exclusivas de la Dieta Vegetal. En este libro encontrarás esas sencillas y sabrosas preparaciones para mejorar tu sistema inmunológico. Conviértete en un experto en la cocina casera dentro de este maravilloso mundo de la alimentación saludable y sorprende a tu familia, vecinos y amigos mientras lo haces.

El momento de transformar tu vida es ahora, no esperes más y conquista nuevas posibilidades donde tu cuerpo, tu sistema inmunológico, tu capacidad mental y el entorno te lo agradecerán. Estas recetas son el truco perfecto para salir de la rutina sin afectar tu nuevo compromiso contigo mismo.

En este recetario encontrarás las preparaciones artesanales de aquellas comidas que te dejaron sin aliento, nuevas recetas alternativas y:

1.- Recetas de snacks ricos en proteínas.

2.- Preparaciones exclusivas para cenas.

3.- Postres divertidos.

4.- Salsas deliciosas y prácticas.

¡Tendrás esto y mucho más a tu alcance con solo aplicar este libro de secretos a tu nuevo estilo de vida!

CAPÍTULO 1. RECETAS PARA EL DESAYUNO

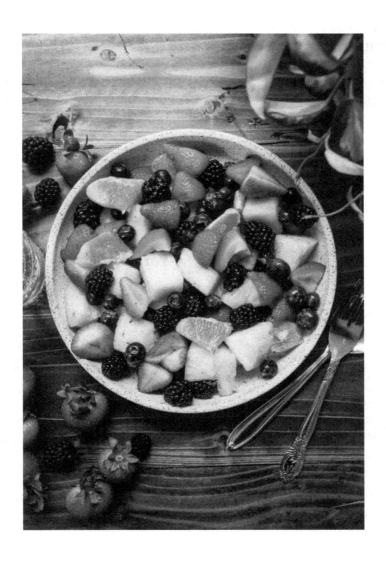

1.1 Ensalada de frutas jugosas

¡Es el jugo de piña mezclado con jugo de naranja lo que le da un sabor increíble!

Listo en aproximadamente: 5 minutos, Total: 5 minutos, Porciones: 6

Ingredientes

- 1 lata (15 onzas) de trozos de piña con jugo

- 1 manzana, pelada, sin corazón y cortada en cubitos

- 1 naranja - pelada, cortada en cubitos y con jugo reservado

- 1 plátano en rodajas

- 1 taza de uvas verdes sin semillas, cortadas por la mitad

Direcciones

1. Mezcla la piña, la manzana, el plátano, la naranja y las uvas en un tazón ancho. Agrega la piña y el jugo de naranja y dejar enfriar hasta servir.

Información nutricional

Por porción:

- calorías 104;

- proteína 1 g 2% DV;

- carbohidratos 26,8 g 9% DV;

- grasa 0,3 g 1% DV;

- colesterol 0 mg;

- sodio 1,7 mg.

1.2 Ensalada de frutas fabulosa

Una ensalada simple, rápida y digna de las vacaciones que se puede duplicar fácilmente.

Listo en aproximadamente: 20 minutos, Total: 20 minutos, Porciones: 4

Ingredientes

- 1 manzana roja, sin corazón y picada

- 1 manzana Granny Smith, sin corazón y picada

- 1 nectarina, sin hueso y en rodajas

- 2 tallos de apio picados

- ½ taza de arándanos secos

- ½ taza de nueces picadas

- 1 envase (8 onzas) de yogur de limón descremado

Direcciones

1. Combina la manzana roja, las nectarinas, la manzana Granny Smith, el apio, los arándanos secos y las nueces en un plato grande. Combinación de yogur. Enfría antes de que esté listo para servir.

Información nutricional

Por porción:

- calorías 243;

- proteína 5,8 g 12% DV;

- carbohidratos 37,4 g 12% DV;

- grasa 9,8 g 15% DV;

- colesterol 0,9 mg;

- sodio 55,3 mg 2% DV.

1.3 Ensalada de piña y mango con menta

Una noche, se me ocurrió esto para un acompañamiento rápido de lasaña. Un simple viaje aplicó el toque de coronación al jardín de la menta. Extremadamente fino, muy rápido, muy adaptable. Delicioso para una barbacoa de verano, acompaña un plato principal caliente como condimento o guarnición.

Listo en aproximadamente: 20 minutos, Total: 20 minutos, Porciones: 6

Ingredientes

- 2 tazas de mango maduro pelado y cortado en cubitos

- 1 taza de piña fresca picada

- ¼ taza de arándanos secos

- ¼ de taza de coco rallado

- ¼ de ramita de menta fresca picada

Direcciones

1. Mezcla el mango, la piña, los arándanos y el coco en un plato mediano. Tapar y, una vez ingerido, poner hielo.

Información nutricional

Por porción:

- calorías 79;

- proteína 0,5 g 1% DV;

- carbohidratos 18,7 g 6% DV;

- grasa 1 g 2% DV;

- mg de colesterol; sodio 10,2 mg.

1.4 Fresas cubiertas de chocolate

Esta es la edición más simple que conozco de fresas recubiertas de chocolate. En lugar de manteca, se utilizó por primera vez parafina. Para enfriar rápidamente, voltea la fresa e inserta los palillos en un trozo de espuma de poliestireno, o simplemente colócalos en una hoja de papel encerado. Para una apariencia más elegante, se puede rociar chocolate blanco y sobre chocolate con leche. Cuando se adornan con pajaritas, campanas, flores, flores, etc., son ideales para bodas.

Listo en aproximadamente: 15 minutos, Total: 15 minutos, Porciones: 24

Ingredientes

- 16 onzas de chispas de chocolate con leche

- 2 cucharadas de manteca vegetal

- 1 libra de fresas frescas con hojas

Direcciones

1. Derretir el chocolate a baño maría y acortarlo, revolviendo regularmente, hasta que quede cremoso. Sumerge la fresa en la mezcla de chocolate, manteniéndolas agarradas a los palillos.

2. A través de la parte superior de la fresa, inserta palillos de dientes.

3. Dale la vuelta a la fresa y aplica el palillo sobre la espuma de poliestireno para enfriar el cacao.

información nutricional

Por porción:

- calorías 115;

- proteína 1,4 g 3% DV;

- carbohidratos 12,7 g 4% DV;

- grasa 7,3 g 11% DV;

- colesterol 6,2 mg 2% DV;

- sodio 31,3 mg 1% DV.

1.5 Postre de fresa con forma de ángel

En este pastel enfriado en capas, los trozos de comida de ángel están cubiertos con queso crema - endulzado, glaseado batido y fresas glaseadas.

Listo en aproximadamente: 15 minutos, Total: 15 minutos, Porciones: 18

Ingredientes

- 1 pastel de ángel (10 pulgadas)

- 2 paquetes (8 onzas) de queso crema, ablandado

- 1 taza de azucar blanca

- 1 recipiente (8 onzas) de cobertura batida congelada, descongelada

- 1 cuarto de fresas frescas, en rodajas

- 1 frasco (18 onzas) de glaseado de fresa

Direcciones

1. Colapsar el pastel en un plato de 9x13 pulgadas.

2. En una taza mediana, machaca la mantequilla de maní y el azúcar hasta que estén suaves y esponjosos. Incorporar la cobertura batida. Usando tus manos para aplastar el pastel y esparcir la mezcla de queso crema sobre el pastel.

3. Combina las fresas en una taza y glasea hasta que las fresas estén cubiertas uniformemente. Extiéndelo sobre una

capa de queso crema. Deja enfriar hasta servir.

información nutricional

Por porción:

- calorías 261;

- proteína 3,2 g 6% DV;

- carbohidratos 36,3 g 12% DV;

- grasa 11 g 17% DV;

- colesterol 27,4 mg 9% DV;

- sodio 241,8 mg 10% DV.

CAPÍTULO 2. BOCADILLOS RÁPIDOS DE ENERGÍA

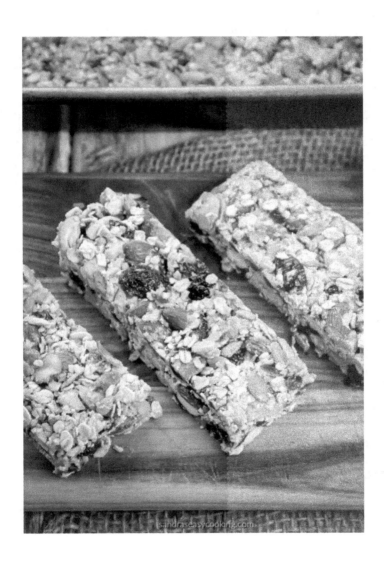

2.1 Barritas energéticas fáciles

(Listo en aproximadamente: 20 minutos | Porciones: 24 | Dificultad: Fácil)

Ingredientes:

- 1 taza de copos de avena

- ½ taza de chispas de chocolate semidulce en miniatura

- ½ taza de harina de lino molida

- ½ taza de mantequilla de maní

- ⅓ taza de miel

- 1 cucharadita de extracto de vainilla

- ¼ de cucharadita de sal

Direcciones:

1. En una taza, mezcla las chispas de chocolate, las harinas de lino, la mantequilla de maní, la vainilla y la sal. Enrolla 24 bolas y calma, al menos media hora antes de que se solidifique.

Valores nutricionales:

- 89 calorías;

- proteína 2,4 g 5% DV;

- carbohidratos 10,2 g 3% DV;

- grasa 5 g 8% DV;

- mg de colesterol;

- Sodio 50,4 mg 2% DV.

2.2 Barritas energéticas de chocolate Chef John's

(Listo en aproximadamente: 20 minutos | Porciones: 12 | Dificultad: Fácil)

Ingredientes:

- 2 tazas de dátiles Medjool sin hueso, picados en trozos grandes

- 2 tazas de anacardos crudos

- 1 taza de almendras crudas o tostadas sin sal

- ¾ taza de cacao en polvo sin azúcar de alta calidad (como Guitar® Cocoa Rouge)

- 2 cucharadas de aceite de coco derretido

- ½ taza de coco rallado sin azúcar

- 2 cucharaditas de extracto de vainilla

- 1 cucharada de expreso frío, o más según sea necesario (o agua)

- ½ cucharadita de sal kosher

- ½ pizca de pimienta de cayena

Direcciones:

1. En el tazón de una máquina para preparar alimentos, coloca la yuca, las almendras y el chocolate, los dátiles, el té, el aceite de chocolate, el azúcar, el café frío, la cayena y la sal. Para empezar, pulsa encendido y apagado. Procesa durante aproximadamente 1 minuto; busca una mezcla pegajosa y húmeda para que permanezca unida. Si es necesario, agrega más café. Siga

trabajando hasta que el líquido se convierte en un producto.

2. Agrega una envoltura de plástico al plato del panadero. Cacerola para mezclar. Empuja la espátula hacia abajo para nivelar la mezcla. Coloca una hoja de envoltura de plástico en la parte superior y vuelve a alisar las palmas.

4. Deja enfriar de 2 a 3 horas antes de que esté fuerte y helado.

5. Retirar y desenvolver del frasco. Divide tu tamaño favorito en barras. Guárdalo en el refrigerador.

Valores nutricionales:

- 342,7 calorías;

- proteína 8,1 g 16% DV;

- carbohidratos 36 g 12% DV;

- grasa 22,2 g 34% DV;

- mg de colesterol;

- Sodio 229,6 mg 9% DV.

2.3 Barras de proteína de Chuck

(Listo en aproximadamente: 20 minutos | Porciones: 16 | Dificultad: Fácil)

Ingredientes:

- 3 tazas de copos de avena

- ½ taza de semillas de girasol

- ½ taza de coco rallado sin azúcar

- ¼ taza de azúcar morena

- 1 cucharadita de canela en polvo

- 1 cucharadita de sal marina

- 1 taza de yogur griego natural

- ½ taza de mantequilla de maní natural, derretida

- 6 cucharadas de jarabe de arce puro

- ¼ taza de aceite de coco derretido

- 1 cucharadita de extracto de vainilla

- 1 taza de proteína de vainilla en polvo

- 1 (2 onzas) barra de chocolate amargo, picado

Direcciones:

1. Precalienta el horno a 350 ° F (175 ° C).

2. En una taza grande, agrega las semillas de girasol, el azúcar morena, la canela y la sal marina.

3. Mezclar en un tazón aparte el yogur, la mantequilla de maní, el jarabe de arce, el aceite de coco y la vainilla, agregar a la avena y tapar. En la mezcla resultante, mezcla proteína en polvo y chocolate; servir en la panadería preparada.

4. Hornea unos 15 minutos en un horno precalentado.

Valores nutricionales:

- 329,7 calorías;

- proteína 23,8 g 48% DV;

- carbohidratos 25,5 g 8% DV;

- grasa 15,9 g 25% DV;

- colesterol 8,9 mg 3% DV;

- Sodio 243,7 mg 10% DV.

CAPÍTULO 3. BOCADILLOS DE RECUPERACIÓN

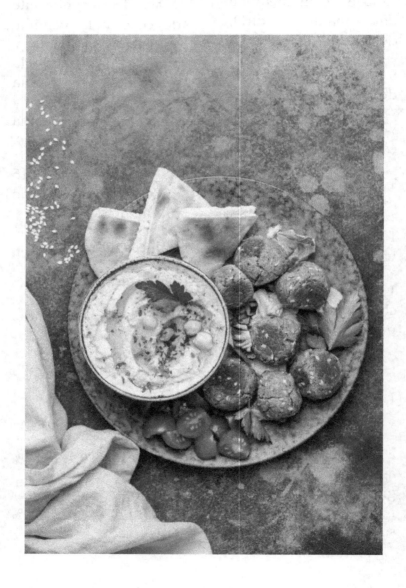

3.1 Humus con Pan Pita

(Listo en aproximadamente: 20 minutos | Porciones: 4 | Dificultad: Fácil)

Ingredientes:

Para humus

- 2 tazas de garbanzos (Kabuli Chana)

- 3-4 dientes de ajo picados

- 3-4 cucharadas de aceite de oliva

- 3 cucharadas de tahini (semillas de sésamo)

- 1 cucharada de jugo de limón

- 1 cucharadita de comino en polvo (burla)

- ½ cucharadita de pimienta

- ½ cucharadita de chile rojo en polvo

- Sal al gusto

- Perejil fresco y hojas de cilantro

- Aceitunas

Para pan de pita

- 1 taza de harina refinada (Maida)

- 3 cucharadas de yogur (cuajada)

- 1 cucharadita de azucar

- ¼ de cucharadita de sal

- ¼ de cucharadita de levadura en polvo

- 1/8 de cucharadita de bicarbonato de sodio

- 2 cucharadas de aceite de oliva

Direcciones:

Para humus

1. Asa las semillas de sésamo blanco (tahini) y luego colócalas en una licuadora. Escurre el agua con sal y cocina a fuego lento hasta que esté suave.

2. Coloca los garbanzos cocidos en el procesador de alimentos o licuadora.

3. Rellena el ajo, la canela, el comino, el tahini, la guindilla roja en polvo, la pimienta y la sal. Agrega aceite de oliva a dos cucharaditas y combínalas. Aplica jugo de limón y sigue mezclando hasta que quede suave.

4. En las tazas para servir, pásalo. Escurre un poco de aceite de oliva antes de servir.

5. Decora encima de aceitunas frescas, cilantro o pan de pita.

Observación:

Si el tahini no está presente, las semillas de sésamo tostadas simplemente se pulverizan.

En su lugar, usa semillas de sésamo si no quieres usar tahini.

Permanece saludable durante más de 3-4 días; debe guardar el humus en el refrigerador.

Los sándwiches y hamburguesas se pueden untar con humus.

Para pan de pita

1. Agrega harina procesada, cuajada, azúcar, sal, polvo de hornear y bicarbonato de sodio al plato. Aplicar poco a poco agua tibia y amasar suavemente.

2. En tus manos, agrega un poco de aceite de oliva y amasa la masa. Cubre la masa y dale 3 horas para que se relaje.

3. Amasar el cerdo durante 5 minutos y hacer bolitas de budín hasta que el budín esté levantado.

4. En la hoja de liar, espolvorea un poco de harina. Toma cualquier bola de masa y aplánala suavemente sobre el disco grueso con las yemas de los dedos. Ahora puede usar un rodillo para asegurarse de que la masa esté suave en ambos lados.

5. A fuego medio calentar una cacerola (Tawe), rociarla con un poco de aceite de oliva. Coloca el pan de pita enrollado en una olla de primavera tibia y cocina hasta que el pan integral se dore hacia arriba y hacia abajo (usa una pizca para agregar una ligera presión).

6. Dos minutos más, voltea y prepara.

7. En la toalla de cocina, cubre el pan de pita.

8. Corta en las formas que más te gusten y cómelas con humus.

Valores nutricionales:

- 67% 40g de carbohidratos.

- 15% 4g de grasa.

- 18% 11g de proteína.

3.2 Batido de proteína de pastel de camote

(Listo en aproximadamente: 5 minutos | Porciones: 1 | Dificultad: Fácil)

Ingredientes:

- 1 taza de camote congelado en cubos (o calabaza en cubos subcongelada)

- 1 plátano congelado

- ¾ taza de leche de almendras sin azúcar, y más si es necesario

- ½ taza de yogur griego natural (entero, al 2% o sin grasa funcionará)

- 1 cucharada de mantequilla de almendras o mantequilla de nuez

- 1 cucharadita de extracto de vainilla

- ½ cucharadita de canela molida

- Pizca de nuez moscada

- Pizca de clavo molido

Direcciones:

1. Agrega todos los ingredientes y mezcla durante 1 a 2 minutos o hasta que todos los compuestos estén bien mezclados en una licuadora grande y fuerte. Agrega al batido, si lo deseas, más leche de almendras. Cuando lo desees, espolvorea con tu granola favorita y mantequilla de almendras.

Valores nutricionales:

- Calorías: 357kcal

- Grasas: 9,7g

- Grasa saturada: 0,9 g

- Hidratos de carbono: 49,3 g

- Fibra: 7,8 g

- Azúcar: 22,4 g

- Proteína: 18g

3.3 Batido de proteína de mantequilla de maní

(Listo en aproximadamente: 3 minutos | Porciones: 2 | Dificultad: Fácil)

Ingredientes:

- 1 plátano congelado

- 1 cucharada de sabor a mantequilla de maní de Time Zizz

- 2 cucharadas de cacao en polvo

- 1 cucharada de mantequilla de maní natural

- 2 C.Leche de vainilla y almendras sin azúcar

- Hielo

- Nibs de cacao para cubrir (opcional)

Direcciones:

1. En un procesador, mezcla todos los ingredientes y trabaja suavemente.

Valores nutricionales:

- Proteínas: 28,6 g

- Azúcares: 7,3 g

- Calorías: 269.1

- Grasa total: 9,5 g

CAPÍTULO 4. BOCADILLOS ALTOS EN PROTEÍNAS

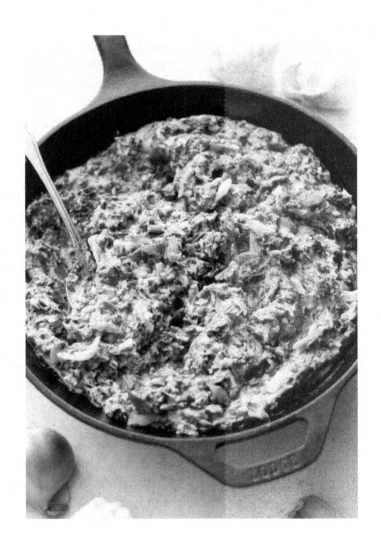

4.1 Crema de espinacas

(Listo en aproximadamente: 15 minutos | Porciones: 4 | Dificultad: Fácil)

Ingredientes:

- 2 onzas. espinacas tiernas

- 1 taza de chirivía, picada

- Una banana

- 1/2 cucharadita de camu camu en polvo

- 2 cucharadas de anacardos crudos

- 1 taza de agua

- 1 taza de hielo

Direcciones:

1. Cocina las espinacas durante 30 segundos en una olla grande con agua caliente con sal. Escurre y trae agua helada en un tazón. Escurre y extrae el agua restante lo antes posible hasta que esté lo suficientemente fría para manejar.

2. Derrite la mantequilla en una cacerola grande a fuego medio. Agrega la cebolla y cocina por 5 minutos hasta que esté tierna. Agrega el ajo y cocina a fuego lento durante 1 minuto más hasta que esté fragante.

3. A la sartén, agrega el azúcar, la crema espesa y la sal. Cocina a fuego lento hasta el queso crema derretido. Condimenta con una cucharada de cayena, sal y pimienta.

4. Agrega el parmesano y las espinacas y licua.

Valores nutricionales:

- 141 calorías,

- 3 g de grasa

- 11 g de azúcar

- 5 g de fibra

- 3 g de proteína,

- 27 g de carbohidratos

CAPÍTULO 5. RECETAS DE ENSALADAS DE PROTEÍNA ENVASADAS CON NUTRIENTES

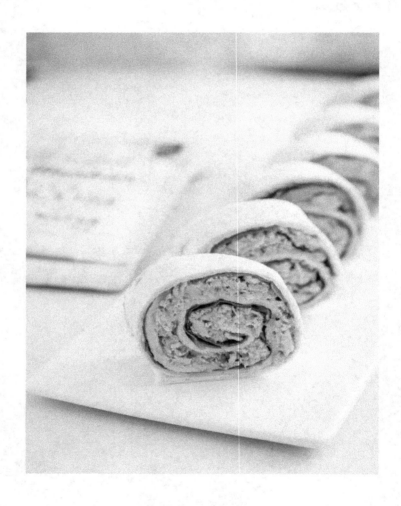

5.1 Molinetes de atún picante

(Listo en aproximadamente: 10 minutos | Porciones: 6-8 | Dificultad: Fácil)

Ingredientes:

- onz. un paquete de atún de Blue Harbor Fish Co.

- Cda. mayonesa regular o vegana

- 2 cucharadas. Eclesiástico

- 1/2 cucharadita pimienta negra

- 1/2 cucharadita pimenton

- 1/4 cucharadita sal

- 1/4 cucharadita pimentón

- Un aguacate

- 1 taza de espinacas tiernas

- Una tortilla grande

Direcciones:

1. Abrir los paquetes de atún y verterlos en un bol mediano y picar en bifurcación.

2. Mezcla la mayonesa, el Sirach, la cebolla, la pimienta, la sal y la pimienta de cayena. Rompe finamente a un fiscal.

3. Agrega la fina capa de espinacas y aguacate a una tortilla. Llena aproximadamente la mitad de la tortilla.

4. Encima de las espinacas y el aguacate, abanica ligeramente la mezcla de atún. ¡No pienses en sobrecargar!

5. ¡Enrolla cuando se haya agregado el atún!

6. Cortar en 8-10 pedazos después de enrollar.

Valores nutricionales:

- Calorías: 64

- Azúcar: 1 g

- Sodio: 227 mg

- Grasas: 3 g

- Grasa saturada: 0 g

- Grasa insaturada: 3 g

- Grasas trans: 0 g

- Hidratos de Carbono: 4 g

- Fibra: 1 g

- Proteína: 5 g

- Colesterol: 10 mg

5.2 Cacahuetes tostados con miel y chipotle

(Listo en aproximadamente: 20 minutos | Porciones: 6 | Dificultad: Fácil)

Ingredientes:

- 1 1/2 cucharada de miel (o alternativa vegana)

- 1 cucharada de pasta de chipotle

- 1 cucharada de aceite

- Sal

- Pimienta negra

- 150 g de maní (~ 1 taza)

Direcciones:

1. Precalienta el horno a 5/375 ° F (190 ° C).

2. En un tazón grande, mezcla todos los ingredientes, excepto los cacahuates. Agrega los cacahuetes y mezcla nuevamente hasta que esté completamente sellado.

3. Esparcir los cacahuetes en una hoja de hojaldre en una sola capa y doblar el azúcar extra. Revuelve durante unos 30 minutos hasta que los cacahuetes estén crujientes y la miel se derrita. Revolviendo una vez por la mitad.

4. Cuando los cacahuetes estén terminados, aplica un remolino final y déjalos enfriar en un plato. Colocar en un frasco hermético.

Valores nutricionales:

Cantidad por porcion

- Calorías 182 Calorías de grasa 132

- Grasa total 14,7 g 23%

- Grasa saturada 1,9 g 10%

- Grasas trans 0.0g

- Colesterol 1 mg 0%

- Sodio 62 mg 3%

- Potasio 175 mg 5%

- Carbohidratos totales 9.3g 3%

- Fibra dietética 2,1 g 8%

- Azúcares 5.9g

- Proteína 6.5g

- Vitamina A 4%

- Vitamina C 0%

- Calcio 3%

- Hierro 7%

5.3 Refrigerio energético de proteínas con chocolate y anacardos

(Listo en aproximadamente: 20 minutos | Porciones: 8 | Dificultad: Fácil)

Ingredientes:

- Una y 1/2 taza de anacardos escurridos

- 1/4 taza de hojuelas de almendras

- 1/4 taza de copos de avena

- 1/4 taza de hojuelas de coco desecadas sin azúcar

- 1 cucharadita de aceite de coco

- 1 cucharada de mantequilla de almendras

- 2 cucharaditas de tahini

- 1 cucharada de corazones de cáñamo

- 2 cucharaditas de miel cruda orgánica reemplace con 2 cucharaditas de néctar de agave para la versión vegana

- Una pizca de sales marinas

- 1 taza de chispas de chocolate vegano

Direcciones:

1. En el procesador de alimentos y combina para hacer un gran crumble, agrega el repollo, los copos de almendras, la avena y los copos de cacao.

2. Para obtener una combinación húmeda, agrega mantequilla de almendras, tahini, miel/néctar de agave y

aceite de cacao y legumbres.

3. Cubre una olla cuadrada con papel pergamino para crear una hoja de 1/2 pulgada.

4. Presiona con las yemas de los dedos la combinación, brilla con el corazón de cáñamo.

5. Cubre y rocía durante al menos una hora con papel de aluminio.

6. Derrite las chispas de chocolate a fuego lento en un tazón de salsa poco profundo y mantenlo frío.

7. Retira el dulce de azúcar del refrigerador, rómpelo en tiras idénticas y sumérgelo en chocolate derretido.

8. Sirve o guarda en el congelador instantáneamente.

Valores nutricionales:

- Calorías 196

- Grasa total 13,9 g 21%

- Grasa saturada 3.4g 17%

- Colesterol 0 mg 0%

- Sodio 41 mg 2%

- Carbohidratos totales 14,8g 5%

- Fibra dietética 1,7 g 7%

- Azúcares 7g

- Proteína 5.1g

- Vitamina A 0%

- Vitamina C 0%

- Calcio 2%

- Hierro 14%

CAPÍTULO 6. RECETAS DE VERDURAS

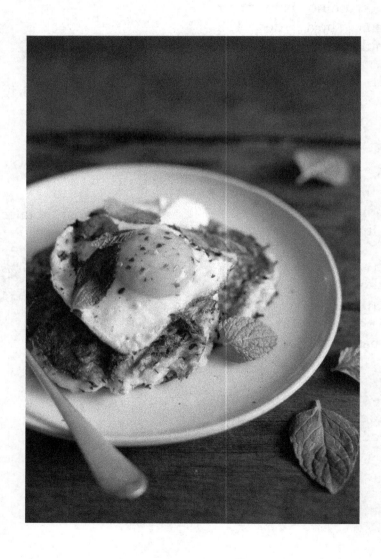

6.1 El mejor buñuelo de calabacín de todos los tiempos

(Listo en aproximadamente: 20 minutos | Porciones: 2 | Dificultad: Fácil)

Ingredientes:

- 1 libra. de calabacín,

- 1 huevo frotado y escurrido

- 1 cucharada de perejil italiano fresco

- 1/2 taza de harina de almendras con 1/2 taza de queso de cabra, sal marina desmenuzada y tierra negra

- 1/2 cucharada de hojuelas de pimiento rojo, trituradas

- 2 cucharadas de aceite de oliva

Direcciones:

1. Licua todos los elementos en una olla grande, excepto el aceite de oliva. Déjalo reposar en el Frigorífico durante treinta minutos.

2. Agrega el aceite a fuego moderado en una sartén antiadherente; recoger el aceite colmado.

3. Cocina de 3 a 4 minutos, luego arroja los buñuelos suavemente y coma el otro lado. Cocina en algunos lotes. Para absorber cualquier exceso de grasa, pásalo por una toalla de papel. ¡Sirve!

Valores nutricionales:

- 111 calorías;

- 8,9 g de grasa;

- 3,2 g de carbohidratos;

- 1 g de fibra;

- 0,5 g de proteína;

6.2 Tazones de espagueti rellenos de calabaza

(Listo en aproximadamente: 20 minutos | Porciones: 4 | Dificultad: Fácil)

Ingredientes:

- 1/2 libra de espagueti

- Calabaza, cortada por la mitad, saca las semillas

- 1 cucharadita de aceite de oliva

- 1/2 taza de queso mozzarella, rallado

- 1/2 taza de queso crema

- 1/2 taza de yogur griego con toda la grasa

- 2 huevos

Direcciones:

1. Pon la media calabaza en una sartén para cocinar; rocía el interior de cada cuarto de calabaza de aceite de oliva para cocinar.

2. Hornea en un horno y hornea durante 45 a 50 minutos a 370 grados F, hasta que los espacios interiores sean fáciles de perforar con un tenedor. Ahora limpia los espaguetis con "Fideos" con calabaza en una olla para licuar. Agrega los componentes sobrantes y mezcla adecuadamente.

3. Carga cada mitad de calabaza con cuidado con la mezcla de queso. Cocina a 350 grados F durante 5 a 10 minutos, hasta que el queso esté dorado y burbujeante.

4. ¡DISFRUTAR!

Valores nutricionales:

- 219 calorías;

- 17,5 g de grasa;

- 6,9 g de carbohidratos;

- 0,9 g de fibra;

- 9 g de proteína;

- 4,1 g de proteína;

6.3 Pizza de calabaza asada y poblano

(Listo en aproximadamente: 20 minutos | Porciones: 4 | Dificultad: Fácil)

Ingredientes:

- 2 tazas de calabaza butternut pelada y en cubos

- Un chile poblano, sin semillas y picado

- Una cebolla morada pequeña, cortada en ocho gajos

- Ocho dientes de ajo sin pelar

- 1 1/2 cucharadas de aceite de oliva

- 3/4 cucharadita de comino molido

- 1/2 cucharadita de pimentón ahumado

- 1/4 de cucharadita de canela en polvo

- 1/4 cucharadita de sal kosher

- 1/8 cucharadita de pimienta de cayena

- Spray para cocinar

- 1 taza de leche descremada al 2%

- Una cucharada de harina para todo uso, y más

- 12 onzas de masa de pizza recién preparada, a temperatura ambiente

- 3 onzas de fresco de búsqueda, desmenuzado (aproximadamente 3/4 de taza) y dividido

- Tres cucharadas de cilantro fresco picado

- Dos cucharadas de pepitas asadas

(semillas de calabaza sin cáscara)

Direcciones

1. Coloca el papel de aluminio con borde en el centro de la parrilla del horno. Baker a 500 ° F precalentar.

2. En una taza ancha, mezcla el repollo, el poblano, el ajo y el aceite. Agrega el comino, la canela, la pimienta de cayena y los pimientos; esparcir en la mezcla. Retira la olla con cuidado del horno; cubrir con cocción en aerosol. Coloca la mezcla de calabaza en la sartén. Asa durante diez minutos a una temperatura de 500 ° F. Enciende el asador; combina las verduras. Cocina en la rejilla del medio durante unos 5 minutos, hasta que la calabaza esté tierna. El horno quita; cambia a

un tazón de verduras y pela los dientes de ajo. Descarga de papel de aluminio; bandeja de papel de aluminio limpia y parte trasera del horno. Baja el fuego a 475 ° F.

3. En una cazuela, bate a menudo la leche y la comida a ebullición. Cocina hasta que se reduzca a aproximadamente 3/4 de taza, de 5 a 6 minutos, batiendo continuamente. Enfriar 10 minutos.

4. Imprima la masa sobre un fondo en un rectángulo de 12 pulgadas. En la bandeja para hornear, poner la masa; recogerlo todo con un candado. Cocina durante unos 4 minutos a 475 ° F hasta que se seque. Imprime la mezcla de leche sobre la pizza y deja la línea por 1/2 pulgada.

Desmontar del horno; cubrir con 1/4 taza de queso y verduras. Calienta de 10 a 12 minutos a 475 ° F. Asa. Cubre con la 1/2 taza restante de cilantro y pepitas.

Valores nutricionales:

- Calorías 424

- Grasa 12g

- Grasa saturada 3g

- Grasa insaturada 7g

- Proteína 16g

- Carbohidrato 64g

- Fibra 9g

- Azúcares 6g

- Azúcares añadidos 0g

- Sodio 572 mg

- Calcio 19% DV

- Potasio 10% DV

CAPÍTULO 7. RECETAS DE ALMUERZO DE GRAPAS

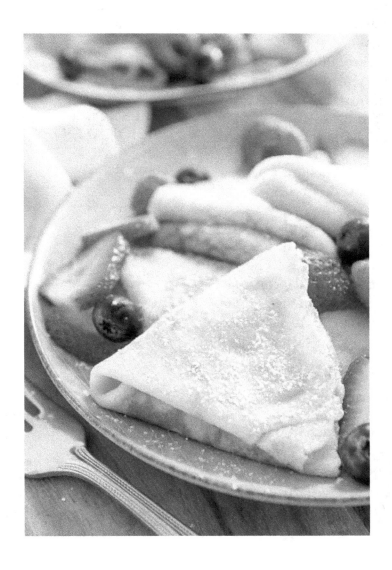

7.1 Crepes

- 0.17 taza de harina de trigo sarraceno sin tostar (cruda) (* no kasha o sujetador Bob's Red Mill y, recomendamos moler su propia harina de granos de trigo sarraceno, ¡vea las notas!)

- 0.13 cucharadas de harina de linaza

- 0.29 tazas de leche de coco liviana (enlatada) (encontramos leche de almendras y leche más liviana y menos grasa para promover que se pegue a la sartén)

- 0,17 pizca de sal marina

- 0.17 cucharadas de aguacate o aceite de coco derretido (y un poco más para cocinar // o usa una sartén antiadherente)

- 0.02 cucharadita de canela molida (opcional // omitir para salado)

- edulcorante (opcional // al gusto // utilicé una pizca de stevia // omitir para salado o sin endulzar)

RELLENOS OPCIONALES

- Compota

- Mantequilla de nueces

- Crema batida de coco

- Granola

- Manzanas Horneadas con Canela

Direcciones:

1. Agrega la harina de trigo sarraceno suave (vea las anotaciones), la harina de linaza, la leche con chocolate light, la sal, el aceite de aguacate, la canela (endulzada a salada) y

un edulcorante de su elección (endulzada a salada o no endulzada). (Endulzado)

2. Pulse en un tazón para mezclar en una licuadora o bate para mezclar. La masa debe estar aguada, pero no vertible. Agrega un poco de comida más dulce si está demasiado diluida. Si es demasiado espesa, diluir con más leche sin aceite.

3. A fuego medio, hierve una salsa de hierro fundido o antiadherente. (Por lo general, el antiadherente es mejor para las crepas, pero también sirvió bien). Agrega un poco de aceite y extiéndelo en una sola capa hasta que esté húmedo. Deja que el aceite se caliente hasta que esté caliente y se agrietará y rociará casi instantáneamente cuando rompa un poco de agua en la sartén.

4. Agrega la masa ~ 1/4 taza (60 ml). Cocina hasta que las burbujas superiores y los lados estén crujientes (como panqueques). Voltea y cocina por el otro lado suavemente durante 2-3 minutos más. Si cocina demasiado rápido, apaga el fuego.

5. Repite todas las crepas hasta que todas estén terminadas. Después de la primera crepa, no notamos que teníamos que agregar más grasa. Mantener caliente entre hojas de pigmento o debajo de una toalla en una sartén.

6. ¡Come con mantequilla vegana, mantequilla de almendras, jarabe de arce, compota u otros rellenos u opciones!

Coma como está horneado. La mantequilla vegana, los cebos, el jarabe de arce, el plátano son mis favoritos. También son sabrosos con crema de chocolate batida; manzanas al horno con canela, fruta fresca (por ejemplo, bayas, plátanos) o granola.

7. Es seguro almacenar las sobras frescas empacadas hasta por 3 días en el refrigerador. Cubre entre parches (para evitar que se congelen) y hielo. Coloca en un refrigerador que sea apto para congelador durante un mes. Calienta el horno o microondas hasta que esté a unos 350 ° F (176 ° C).

Valores nutricionales:

- Calorías: 71

- Hidratos de carbono: 8 g

- Proteína: 1 g

- Grasas: 3 g

- Grasa saturada: 3 g

- Colesterol: 0 mg

- Sodio: 28 mg

- Potasio: 62 mg

- Fibra: 1 g

- Calcio: 6 mg

- Hierro: 0,5 mg

7.2 Salchicha vegana fácil

(Listo en aproximadamente: 20 minutos | Porciones: 2 | Dificultad: Fácil)

Ingredientes:

- 0.13 taza de quinua cocida + enfriada 0.13 Lata de 15 onzas de frijoles pintos (enjuagados y secos // o frijoles negros)

- 0,25 tazas colmadas de champiñones o champiñones en rodajas finas

- 0.25 cucharadas de amino de coco (o sub tamari, pero comienza con menos porque es más salado)

- 0.08 taza de nueces crudas (u otras nueces como nueces o semillas como semillas de girasol)

- 0.06 cucharaditas de sal marina y pimienta negra (y más al gusto)

- 0.5 dientes de ajo, picados

- 0.13 cucharadas de tomillo, romero o salvia picado fresco (o menos de la mitad de la cantidad en seco)

- 0,25 cucharaditas de pimentón ahumado

- 0,06 cucharaditas de semillas de hinojo

- 0.03 cucharaditas de pimienta de cayena molida o hojuelas de pimiento rojo (opcional // omitir para menos picante)

- 0.13 dátil Medjool sin hueso (opcional // para encuadernación - compensa la especia)

- Aceite para cocinar (opcional)

Direcciones:

1. Precalienta el horno a 176 grados C (350 grados F), esparza los frijoles secos y enjuagados en un plato de panadería. Hornea ~ 10 minutos de frijoles. Pueden verse crujientes y rotos (no se vuelven blandos en la mezcla de salchicha cuando se preparan de esta manera).

2. Mientras tanto, a fuego medio / bajo, calienta una cacerola mediana o grande de hierro fundido o de metal. Si está pesado, agrega las rodajas de coco amino y los champiñones y cocina durante unos 4-5 minutos, revolviendo con frecuencia o hasta que estén dorados, fragantes y del tamaño medio.

3. Agrega quinua y nuez y un rayo / pulso al procesador de alimentos en una comida ligeramente cocida (algo de textura es buena, no quiere un polvo).

4. Luego agrega frijoles y champiñones cocidos, sal marina y pimienta negra, ajo, hierbas frescas, pimentón, hinojo, cayena o hojuelas de pimienta (opcional y con fecha). Toma legumbres un par de veces (algo de textura es buena, no hará puré).

5. Si lo presionas sobre las palmas de las manos, el material debe ser moldeable. Agrega más amino de cacao cuando esté demasiado seco. Cuando esté demasiado caliente, se puede agregar quinoa adicional (no mezclar). NOTA: Cuanto más húmedo es el material, más pulsa/mezcla.

6. Prueba una pequeña cantidad y agrega

sabor al fuego, sal al gusto, aminos de coco para una mayor intensidad de brillo/salinidad, o pimientos para ahumado, según se requiera agregando pimienta de cayena y hojuelas de pimiento rojo.

7. Forma hamburguesas con la pasta con las manos (alrededor de 8, como se ha escrito la receta) y luego presiona para formar bolas. NOTA: Puede pedir salsa entre las capas de papel pergamino en esta etapa y enfriar para una cocción rápida y sencilla durante la semana, con hasta 4-5 días de anticipación. Cambia a la congelación después de dos días para mantenerse saludable.

8. PARA COCINAR: Cocina una sartén grande a fuego medio. Cuando esté caliente, agrega solo suficiente aceite para cubrir la superficie, agregando solo la cantidad que coincida con la sartén (o usando una sartén antiadherente o de hierro fundido sazonado). Pon un poco de sal extra en las puntas, pimienta roja o negra.

9. Cocina durante 3-4 minutos hasta que se dore en la parte inferior (transforma el calor con demasiada facilidad si se dora). Usa una espátula y cocina 3-4 minutos más por el otro lado, o hasta que se dore el fondo.

10. Sirve de inmediato.

11. Coloca los hasta 4-5 días o hasta 1 mes en el refrigerador.

Valores nutricionales:

- Calorías: 140

- Hidratos de carbono: 15,1 g

- Proteínas: 4,8 g

- Grasas: 7,4 g

- Grasa saturada: 0,7 g

- Grasa poliinsaturada: 2,3 g

- Grasas monoinsaturadas: 3,9 g

- Grasas trans: 0 g

- Colesterol: 0 mg

- Sodio: 294 mg

- Potasio: 279 mg

- Fibra: 3,6 g

- Azúcar: 1,9 g

- Vitamina A: 200 UI

- Vitamina C: 1,7 mg

- Calcio: 40 mg

- Hierro: 1,3 mg

7.3 Olla de sopa de lentejas con curry dorado

(Listo en aproximadamente: 20 minutos | Porciones: 2 | Dificultad: Fácil)

Ingredientes:

SOPA

- 0.06 taza de agua (o menos de la mitad de la cantidad en aceite)

- 0.06 taza de chalota (o cebolla) en rodajas finas

- 0,75 dientes de ajo, picados

- 0.25 cucharadas de jengibre picado

- 0.25 chile serrano pequeño (sin semillas, picado)

- 0.5 tazas de zanahorias en rodajas finas (u otras verduras de temporada resistentes)

- 0,25 pizca de sal marina saludable

- 0,75 tazas de caldo de verduras

- 0.19 taza de leche de coco light

- 0.25 taza de lentejas rojas o doradas enjuagadas, crudas (si usa lentejas verdes o marrones, ajuste el tiempo de cocción según sea necesario)

- 0.5 cucharadas de aminos de coco

- 0.25 cucharadas de curry en polvo * (o comprado en la tienda)

PARA SERVIR (opcional)

- Jugo de limón o lima recién exprimido

- Cilantro

- Crema de coco

Direcciones:

1. A fuego medio, calienta una olla o vaso grande con borde. Agrega agua (o aceite) y chalota una vez caliente. Una vez mojado. Sal 3 minutos, licuar con regularidad, dorar finamente y relajar.

2. Sirve y sofríe 2-3 minutos más de ajo, jengibre y chile serrano. Revuelve y agrega las zanahorias y una pizca de sal. Revolviendo ocasionalmente, hierve a fuego lento durante 1-2 minutos más.

3. Agrega la leche de coco y el caldo de verduras y subir el fuego al máximo. Déjalo hervir rápidamente. Agrega la lente y mezcla. Cuando la mezcla vuelva a un filamento medio, reduce el fuego a moderado o suave.

4. Aplica el amino y el curry en polvo y vuelve a mezclar. Cocina la sopa sin tapar y revuelve regularmente durante 12-16 minutos y hasta que las zanahorias y la lente estén blandas (las lentes rojas se cocinan muy rápido; cambia el tiempo de cocción, si corresponde, si está usando alguna otra lenteja). Debes agregar más leche o cacao o caldo de verduras ya que la mezcla se vuelve demasiado espesa. (Cada uno de nosotros agregó un poco más para adelgazar).

5. Sabor agradable, agrega más sal o amino de coco, o más curry en polvo, para el sabor salado / complejo y el sabor intenso del curry.

6. Partir en tazones y decorar con cilantro fresco y jugo de frutas cítricas o una cantidad limitada de leche con chocolate frita o crema (opcional). Mantén las sobras refrigeradas hasta 5 días o hasta 1 mes en el refrigerador. Vuelve a calentar en la estufa y agrega más caldo de verduras, si es necesario.

Valores nutricionales:

- Calorías: 268

- Hidratos de carbono: 45,2 g

- Proteína: 9 g

- Grasas: 4,4 g

- Grasa saturada: 2,9 g

- Sodio: 307 mg

- Potasio: 592 mg

- Fibra: 13,5 g

- Azúcar: 7,7 g

CAPÍTULO 8. RECETAS DE SALSAS

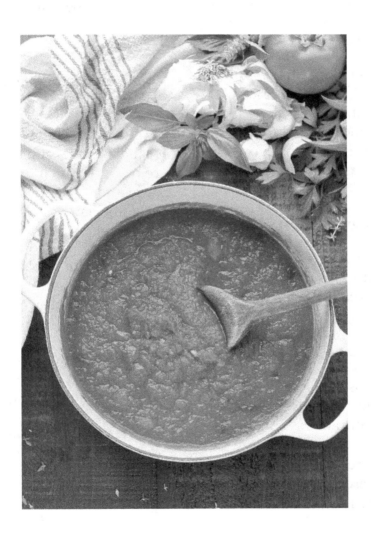

8.1 Salsa marinara simple en 1 olla

(Listo en aproximadamente: 5 minutos | Porciones: 2 | Dificultad: Fácil)

Salsa marinara rápida de 1 olla, rica en nutrientes, sabor. ¡Solo condimentado, cocinado a fuego lento y apto para todos los platos italianos!

Ingredientes:

- 2 cucharadas aceite de oliva (sub agua si se evita la grasa)

- Dos dientes de ajo grandes (picados)

- Dos latas de 28 onzas de tomates pelados triturados o cortados en cubitos sin sal (prefiero San Marzano pero uso cualquier marca orgánica buena, como Muir Glen)

- 1 cucharadita de orégano seco o fresco

- 1 cucharada azúcar de coco(o sub stevia o jarabe de arce al gusto // omitir si se evita el azúcar)

- 3/4 - 1 cucharadita de sal marina

- 1/4 cucharadita de hojuelas de pimiento rojo (reducir o aumentar según la preferencia de especias)

- 1/2 taza de albahaca fresca picada en trozos grandes (y más para servir)

- 1-3 cucharadas. Levadura nutricional(Opcional)

- 3-4 cucharadas. Pasta de tomate.

Direcciones:

1. A fuego medio-bajo, hierve una olla grande.

Agrega el aceite de oliva y el ajo una vez calentado. Cepilla alrededor de 1 minuto, revolviendo mucho hasta que apenas esté dorado. Agrega los tomates, el orégano y el azúcar de coco, sal y pimienta.

2. Agrega a fuego medio a una sartén. Reduce a fuego lento y revuelve regularmente, destapa unos 30 minutos, luego hierve. Agrega la albahaca y mezcla bien. Cocina por otros cinco minutos.

3. Ajusta el sabor y el gusto según corresponda agregando sal para las especias, orégano y albahaca para obtener frescura / sabor a hierbas, pimienta en escamas picante o azúcar de capullo suave. Luego, puede seguir agregando levadura y

pasta de tomate más sabrosas y nutritivas.

4. Si la salsa es demasiado sustanciosa, diluye con una pequeña cantidad de agua en esta etapa.

5. Sirve comidas italianas como rollitos de berenjena, berenjena lasaña, garbanzo boloñesa, espagueti de lasaña o albóndigas vegetarianas para tus recetas favoritas. O simplemente una porción de pasta cocida y cocida, ya sea calabaza espagueti.

6. Coloca las sobras enfriadas hasta 1 semana con la hielera o hasta 1 mes en el refrigerador.

Valores nutricionales:

Porción: 1 porción de media taza

- Calorías: 37

- Hidratos de carbono: 4,4 g

- Proteínas: 0,8 g

- Grasas: 2,1 g

- Grasa saturada: 0,3 g

- Grasas trans: 0 g

- Colesterol: 0 mg

- Sodio: 171 mg

- Fibra: 1,1 g

- Azúcar: 3,2 g

8.2 Salsa de pescado vegana de 5 ingredientes

(Listo en aproximadamente: 5 minutos | Porciones: 2 | Dificultad: Fácil)

¿Necesitas un suplemento para salsa de pescado dependiente de plantas? ¡Es eso! Solo se requieren cinco ingredientes, listos, perfectamente salados y picantes en menos de 30 minutos. ¡Bueno para y más allá de los platos de inspiración tailandesa!

INGREDIENTE

- Un ¼ de taza de agua

- 1/4 taza de dulse (sin apretar // nos gusta la marca de vegetales Maine Coast Sea)

- 1/4 taza de hongos shiitake secos

- 2 cucharaditas de sal marina

- Un ¼ de cucharadita de miso de garbanzos (o miso de soja // asegúrate de que no contenga gluten según sea necesario)

- 1-2 cucharadas tamari (para la profundidad de sabor // o sub aminos de coco para sin soja)

Direcciones:

1. Agrega el agua, el dulse, los champiñones secos y la sal marina en una cacerola pequeña. Cubre y suba el fuego y cocina durante 15-20 minutos, deja hervir.

2. Sacar el fuego y dejar enfriar lentamente. En la tina, presiona el champán y el dulse con una cuchara para succionar el líquido restante específico

aplicando un colador de malla delgada.

3. Agrega tamari y garbanzos al plato. Agrega sal y miso de garbanzos al sabor umami y tamari a la profundidad del matraz al gusto y cambia según corresponda.

4. Coloca en un frasco que esté sellado y agita en el refrigerador hasta por 1 mes. O colócalo en un tazón apta para congelador hasta por dos meses, enfríelo y mantenlo en una bandeja para cubitos de hielo.

Valores nutricionales:

Porción: 1 cucharada. servicio

- Calorías: 3.1

- Hidratos de carbono: 0,5 g

- Proteína: 0,3 g

- Grasas: 0 g

- Grasa saturada: 0 g

- Sodio: 370 mg

- Potasio: 14 mg

- Fibra: 0,1 g

- Azúcar: 0 g

8.3 Salsa de maní de 5 ingredientes

(Listo en aproximadamente: 5 minutos | Porciones: 1 | Dificultad: Fácil)

¡Salsa de maní cremosa, suave y dulce de cinco ingredientes! Ideal para enrollar por la mañana, verduras, base tailandesa, verduras, etc.

Ingredientes:

SALSA

- 1/2 taza de mantequilla de maní cremosa con sal * (o

mantequilla de almendras o mantequilla de girasol)

- 2-3 cucharadas tamari sin gluten

- 1-2 cucharadas jarabe de arce (u otro edulcorante de su elección)

- 1 cucharadita salsa de ají y ajo (o un chile rojo tailandés, picado // o 1/4 cucharadita de hojuelas de pimiento rojo // ajustar al nivel de especias preferido)

- 2-3 cucharadas jugo de lima

- ~ 1/4 taza de agua (para diluir)

Maridajes

- Pad Thai sin fideos

- Pad Thai de tofu fácil

- Rollitos de primavera tailandeses

- Rollitos de primavera Pad Thai

- Rollitos de primavera de quinoa

- Rollitos de primavera verde berza

- Rollos de primavera arcoíris

Direcciones:

1. Agrega mantequilla de maní, tamari (o salsa de soja o amino de coco), jugo de arce, jugo de lima, salsa de chile o pimienta y mezcla en un tazón mediano (comenzando con una batidora en la parte inferior del rango de medición si corresponde) y agrega eso.

2. Espolvorea agua a la vez antes de obtener una salsa cremosa y útil.

3. Cambia los condimentos, agrega

jarabe de azúcar de arce, salsa picante de ajo (o pimiento rojo o rojo) para el fuego, jugo de lima ácido o salsa tamari, según lo desees. Agrega mantequilla de almendras extra cuando la salsa esté demasiado líquida cuando el agua esté tan tibia, diluya con más.

3. Agrega jengibre recién rallado a la bebida para obtener un agradable cambio de sabor.

4. ¡Ideal para rollitos de primavera, verduras, fideos y mucho más! Mantenga el resto recubierto hasta 1 semana en el refrigerador.

Valores nutricionales:

- Porción: 1 porción

- Calorías: 223

- Hidratos de carbono: 11,7 g

- Proteínas: 10,1 g

- Grasas: 16 g

- Grasa saturada: 3 g

- Grasa poliinsaturada: 4,51 g

- Grasas monoinsaturadas: 8 g

- Grasas trans: 0 g

- Colesterol: 0 mg

- Sodio: 456 mg

- Potasio: 24 mg

- Fibra: 2,2 g

- Azúcar: 5,1 g

- Vitamina A: 4,19 UI

- Vitamina C: 2,44 mg

- Calcio: 38,06 mg

- Hierro: 1,14 mg

8.4 Salsa de mostaza "miel"

- 2 cucharadas. Cremosa mantequilla de anacardo salada (o sub tahini, aunque prefiero la mantequilla de anacardo para un sabor más neutro)

- 1 cucharada. mostaza picante

- 2 cucharadas. jarabe de arce (o sub agave o miel si no es vegano)

- Una pizca de sal y pimienta

- 1-2 cucharadas sin azúcar

Direcciones:

1. Calienta el horno a 204 C (400 F) y ralle la panadería.

2. Espolvorea las papas en el aceite hasta que estén bien condimentadas por ambos lados. Sazona con sal y pimienta y vuelve a tirar, coloca en una bandeja para hornear en una capa separada (utiliza dos o más bandejas de panadería si están llenas y aumentadas).

3. Hornea a mitad de camino por un total de 25 minutos o hasta que esté ligeramente dorado y suave, para asegurarte de que se cocine mucho.

4. Prepara el aderezo para ensaladas batiendo el azúcar de mandioca, la mostaza, el almíbar y la pimienta negra en el proceso de horneado. Diluir la leche (o agua) con almendras antes de verterla.

5. Y sin salsa de mostaza, rodajas de camote. ¡Comer! Mejor cuando está fresco, aunque los restos permanezcan envueltos

en el refrigerador durante unos días. En el microondas, recalienta.

Valores nutricionales:

Porciones: 1

- Calorías: 259

- Hidratos de carbono: 51 g

- Proteínas: 3,8 g

- Grasas: 5 g

- Grasa saturada: 1 g

- Grasas trans: 0 g

- Colesterol: 0 mg

- Sodio: 319 mg

- Fibra: 6,6 g

- Azúcar: 6,6 g

8.5 ¡Aderezo ranchero vegano rápido (sin aceite)!

(Listo en aproximadamente: 35 minutos | Porciones: 2 | Dificultad: Fácil)

¡Un rancho vegano cremoso y graso con solo diez ingredientes básicos y un tazón de sabor fantástico! El aderezo ideal sin lácteos para ensaladas, verduras, etc.

Ingredientes:

VENDAJE

- 1 taza de anacardos crudos (remojados en agua caliente durante 30 minutos o durante la noche en agua fría)

- 2/3 taza leche de almendras sin azúcar

- 2 cucharaditas de jugo de limón

- Un diente de ajo pelado

- 1/2 cucharadita de sal marina (y más al gusto)

- Una pizca de pimienta negra

- 1/4 cucharadita de cebolla en polvo

- 1 1/4 cucharadita de vinagre de sidra de manzana

- 1 / 2-1 cucharadita de jarabe de arce (u otro edulcorante de su elección al gusto)

HIERBAS

- 1 cucharada. eneldo fresco picado (o 2 cucharaditas seco)

- 1 cucharada. perejil fresco picado (opcional)

- 1 cucharadita de cebollino fresco

Direcciones:

1. Remoja el repollo durante 30 minutos - 1 hora en agua hirviendo (o agua fría durante la noche). Cuando se esté lavando, pesa la leche de almendras y agrega el jugo de limón y guárdalo para cuajar.

2. Lava los anacardos, enjuaga y escurre muchas veces.

3. Luego, pasa a la batidora y asigna suero de mantequilla de almendras, ajo, sal, pimienta, cebolla en polvo, vinagre y jarabe de arce (se prefiere una batidora a un procesador de alimentos para lograr una textura suave). Mezcla bien durante 1-2 minutos, o hasta que esté muy suave y cremoso.

4. Agrega hierbas y pulse para incorporar varias veces (no tendrá que hacer puré por completo).

5. Ajusta el sabor al gusto o, según sea necesario, agrega sal a la sal, jarabe de arce dulce, jugo de limón o vinagre de acidez, ajo para ajo o hierbas para aromas de hierbas.

6. Úsalo instantáneamente para enfriar a temperatura ambiente o enfriar durante 3-4 horas. Se pone en el frigorífico para que luego puedas añadir más leche de almendras o agua si es necesario.

7. ¡Disfruta de verduras, ensaladas, alitas de coliflor, pizza! Guarda los restos cubiertos hasta 7-10 días en el refrigerador. No es fácil de congelar (que probablemente se separe descongelando).

Valores nutricionales:

• Porciones: 1 (porciones de 2 cucharadas)

• Calorías: 69

• Hidratos de Carbono: 4 g

• Proteínas: 2,3 g

• Grasas: 5,3 g

- Grasa saturada: 0,91 g

- Grasa poliinsaturada: 0,96 g

- Grasas monoinsaturadas: 2,9 g

- Grasas trans: 0 g

- Colesterol: 0 mg

- Sodio: 118 mg

- Potasio: 93 mg

- Fibra: 0,4 g

- Azúcar: 0,9 g

- Vitamina A: 63 UI

- Vitamina C: 0,91 mg

- Calcio: 35,05 mg

- Hierro: 0,87 mg

CAPÍTULO 9. RECETAS DE GRANOS Y FRIJOLES

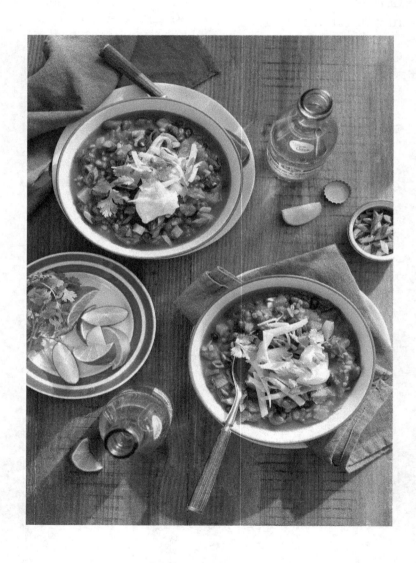

9.1 Justo como Wendy's® Chili

He creado lo que creo que es el mejor clon después de probar varias recetas de clones y adaptarlas a mis gustos. Sirve servido con cebollas blancas o queso rallado, finamente picado. ¡Disfrutar!

Listo en aproximadamente: 15 minutos, cocción: 1 hr. 20 minutos, Total: 1 hora 35 minutos, Porciones: 10

Ingredientes

- 2 cucharadas de aceite de oliva

- 2 libras de carne molida

- 2 tallos de apio picados

- 1 cebolla picada

- 1 pimiento verde picado

- 3 latas (14 onzas) de tomates guisados

- 1 lata (10 onzas) de tomates cortados en cubitos con chiles verdes (como RO * TEL)

- 1 lata (14 onzas) de salsa de tomate

- 1 taza de agua

- 2 paquetes (1.25 onzas) de condimentos de chile (como McCormick® Mild Chili Seasoning Mix)

- 1 lata (14 onzas) de frijoles rojos, sin escurrir

- 1 lata (14 onzas) de frijoles

pintos, sin escurrir

- sal y pimienta negra molida al gusto

- 1 cucharada de vinagre blanco o más al gusto

Direcciones

1. Calienta el aceite de oliva a fuego medio-alto en una olla grande. Para dar forma a una hamburguesa grande, presiona la carne molida en el aceite caliente; deja que el fondo se dore durante 8 a 10 minutos. Revuelve y divide la carne molida en migajas y cocina por unos cinco minutos más, hasta que ya no esté amarilla.

2. Agrega el apio, la cebolla y el pimiento verde a la carne molida y cocina a fuego lento durante unos 5 minutos hasta que la cebolla esté transparente; agrega los tomates guisados, los tomates de chile verde cortados en cubitos, la salsa de tomate y el caldo. Sacude los grandes trozos de tomates guisados. Agrega las especias con el chile.

3. Sazona con sal y pimienta negra y deja hervir. Mezcla los frijoles rojos y los frijoles pintos con el chile. Bajar el fuego y hervir durante 1 hora. Mezclar con el vinagre de chile.

Información nutricional

Por porción:

- calorías 326;

- proteína 22,6 g 45% DV;

- carbohidratos 28,8 g 9% DV;

- grasa 14,8 g 23% DV;

- colesterol 55,1 mg 18% DV;

- sodio 1521 mg 61% DV.

9.2 Chile rápido

Tan suave o picante como sea necesario, se puede hacer un simple chile con frijoles. Al día siguiente está mucho mejor.

Tiempo total: 40 minutos, Porciones: 8

Ingredientes

- 2 libras de carne molida

- 1 cebolla finamente picada

- 3 dientes de ajo picados

- 1 lata (14.5 onzas) de tomates cortados en cubitos

- 2 latas (14.5 onzas) de tomates cortados en cubitos con chiles verdes

- 1 lata (8 onzas) de salsa de tomate

- 1 taza de agua

- 1 lata (15 onzas) de frijoles rojos

- 1 lata (15 onzas) de frijoles pintos

- 2 cucharadas de chile en polvo

- 1 cucharada de comino molido

- 2 cucharadas de azucar blanca

- 1 cucharada de sal

- 1 cucharadita de pimienta negra molida

- 1 cucharada de salsa picante

Direcciones

1. Dorar ligeramente la carne molida en una olla grande y escurrir si es necesario.

2. Agrega el ajo y la cebolla, luego asa hasta que la cebolla esté transparente.

3. Agrega las cebollas, las cebollas de ají, la salsa de tomate, el agua, los frijoles, los frijoles pintos, el ají en polvo, el comino, la canela, el ajo, la salsa picante y la pimienta. Cocina a fuego lento y luego sirve por 30 minutos.

Información nutricional

Por porción:

- calorías 489;

- proteína 25,6 g 51% DV;

- carbohidratos 26,9 g 9% DV;

- grasa 31,3 g 48% DV;

- colesterol 96,5 mg 32% DV;

- sodio 1909,4 mg 76% DV.

9.3 Ensalada bulgur con albaricoques, radicchio, hierbas y nueces

(Listo en aproximadamente: 20 minutos | Porciones: 2 | Dificultad: Fácil)

Ingredientes:

- 1 taza de trigo bulgur

- 1/2 cucharadita de sal, y más al gusto

- 1/2 achicoria pequeña, sin corazón y en rodajas finas (aproximadamente 1 taza)

- 1/2 taza de orejones picados

- 1/2 taza de hojas frescas de perejil picadas

- 1/2 taza de hojas de menta fresca picadas

- Tres cebolletas, partes blancas y verdes, finamente cortadas

- 1/2 taza de nueces picadas, tostadas si lo desea

- 1/4 taza de jugo de limón recién exprimido, de 2 limones

- 1/4 taza de aceite de oliva virgen extra

- 1/2 cucharadita de néctar de agave o miel

- Pimienta negra recién molida, al gusto

Direcciones:

1. Pon a hervir con una olla. Coloca el bulgur en un tazón de sal mediano y vierte entre 1 y 4 tazas de agua hirviendo. Cubre el recipiente con papel film y déjalo reposar durante 25 a 30 minutos antes de que

se evapore toda el agua.

2. Combina todos los ingredientes en un bol con el bulgur cocido y mezcla bien. Sazona con sal y pimienta al gusto. Servir tibio o frío en la habitación.

Valores nutricionales:

Por porción:

- 402 calorías;

- grasa total 21,8 g 33% DV;

- grasa saturada 2,3 g;

- mg de colesterol;

- Sodio 376 mg 15% DV;

- potasio 867 mg 24% DV;

- carbohidratos 37,4 g 12% DV;

- fibra 8,5 g 34% DV;

- azúcar 14 g;

- proteína 19,4 g 39% DV;

9.4 Ensalada farro con lentejas, frijoles y verduras asadas al horno

(Listo en aproximadamente: 20 minutos | Porciones: 4 | Dificultad: Fácil)

Ingredientes:

- Dos calabacines medianos, cortados en dados de 1 pulgada, aproximadamente 4 tazas

- Berenjenas japonesas, cortadas en dados de 1 pulgada, aproximadamente 4 tazas

- Un pimiento rojo dulce, sin corazón y sin semillas, cortado en dados de 1 pulgada, aproximadamente 1 1/2 tazas

- Un pimiento amarillo, sin corazón y sin semillas, cortado en dados de 1 pulgada, aproximadamente 1 1/2 tazas

- Dos cebollas dulces medianas, cortadas en dados de 1 pulgada, aproximadamente 2 tazas

- Tres dientes de ajo medianos, picados (aproximadamente una cucharada)

- 3/4 taza de aceite de oliva extra virgen, cantidad dividida

- Una cucharada de orégano seco

- Sal kosher y pimienta negra recién molida

- 8 tazas de Ferro cocido y enfriado

- tazas de lentejas cocidas y enfriadas

- tazas de frijoles blancos pequeños cocidos (o una lata de 15 onzas, escurrida y enjuagada; o usa Ferro adicional)

- 1/2 taza de hojas frescas de perejil, finamente picadas

- 1 taza de verduras frescas picadas (como hojas de apio o rúcula)

- 1/4 taza de vinagre balsámico

Direcciones:

1. Precalienta el horno a 400 ° F. En un tazón grande, mezcla el calabacín, las berenjenas, los pimientos rojos y amarillos, la cebolla, el ajo, 1/2 taza de aceite de oliva, el orégano seco, la sal y la pimienta. Extiende las verduras en dos bandejas para hornear grandes forradas con papel de aluminio y asa hasta que estén suaves y ligeramente doradas, revolviendo de vez en cuando mientras se cocinan, de 25 a 30 minutos. Déjalo enfriar a temperatura ambiente.

2. En un tazón grande, agrega el Ferro, las lentejas, los frijoles (si los usa), el perejil, las hojas de apio y las verduras enfriadas. Revuelve para mezclar bien. Rocía con vinagre balsámico y el aceite de oliva restante y mezcla bien. Prueba y ajusta la sal y la pimienta según sea necesario.

Valores nutricionales:

Cantidad por porcion:

- Calorías: 711
- Grasa total: 24g
- Grasa saturada: 3g
- Grasas trans: 0g
- Grasa insaturada: 18g
- Colesterol: 0 mg
- Sodio: 183 mg
- Hidratos de Carbono: 108g
- Fibra: 22g
- Azúcar: 16g
- Proteínas: 27g.

CAPÍTULO 10. DIETA A BASE DE VEGETALES PARA ALGUNOS PROBLEMAS DE SALUD MENORES

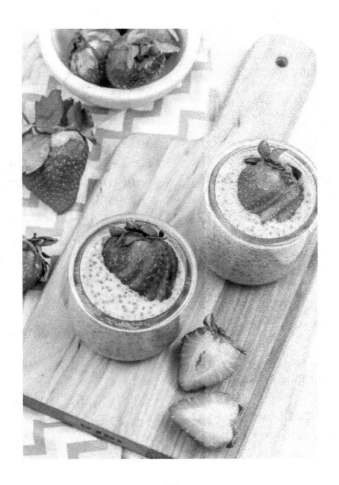

10.1 Pudín de yogur griego con chía

(Listo en aproximadamente: 20 minutos | Porciones: 4 | Dificultad: Fácil)

Ingredientes:

- 1 taza de leche de soja sin azúcar

- 1 taza de yogur griego

- 2 cucharadas de semillas de cáñamo peladas

- 2 cucharadas de semillas de lino molidas

- 1 cucharada de miel o más al gusto

- 1 cucharadita de canela en polvo

- 1 cucharadita de extracto de vainilla

- ⅔ taza de semillas de chía

Direcciones:

1. En un tazón grande, bate la leche de soja y el yogur griego. En la mezcla de yogur, agrega el lino, los champiñones y la canela.

2. Mezcla las semillas de chía en la mezcla de yogur antes de que las semillas se esparzan uniformemente. Tapar la botella durante 15 minutos y dejar enfriar. Mezclar antes de que las semillas de chía se vuelvan a dispersar al azar. Enfriar al menos una hora antes de servir.

Valores nutricionales:

- 263 calorías;

- Proteína 10,4 g 21% Dv;

- Hidratos de carbono 21,1 g 7% Dv;

- Grasa 15,9 g 25% Dv;

- Colesterol 11,3 mg 4% Dv;

- Sodio 68,7 mg 3% Dv.

10.2 Bocaditos de mantequilla de avena y almendras

(Listo en aproximadamente: 20-25 minutos | Porciones: 10 | Dificultad: Fácil)

Ingredientes:

- 2 ½ tazas de copos de avena

- 1 taza de mantequilla de almendras

- 1 taza de chispas de chocolate semidulce

- ½ taza de miel

- ¼ taza de semillas de chía

- ¼ de taza de semillas de lino molidas

- ¼ de taza de coco sin azúcar finamente rallado

Direcciones:

1. En un juego y batidora provista de un accesorio de paleta, licuar la avena, el azúcar de almendras, las chispas de chocolate, la miel, las semillas de chía y la linaza molida. Batir juntos hasta que la combinación ya no esté en el medio de la paleta, aumentando el tempo de manera constante.

2. Con la mano, dale forma a la mezcla en bolas de una pulgada. Colocar sobre una

pieza de panadería recubierta con hoja de pergamino.

3. Las bolas se congelan durante aproximadamente 30 minutos antes de que se solidifiquen. Mantener en el frigorífico y trasladar al frigorífico.

Valores nutricionales:

- 228,9 calorías;

- Proteína 4,6 g 9% Dv;

- Carbohidratos 25,7 g 8% Dv;

- Grasa 13,7 g 21% Dv;

- Colesterol Mg;

- Sodio 65,8 mg 3% Dv.

10.3 Pizza de col rizada al pesto

(Listo en aproximadamente: 20 minutos | Porciones: 6 | Dificultad: Fácil)

Ingredientes:

Pizza

- Un lote de masa de pizza de trigo integral fácil o masa de pizza de 1 libra comprada en la tienda (usé Trader Joe's)

- 2 tazas (8 onzas) de queso mozzarella semidescremado y bajo en humedad rallado

- 1 taza de col rizada ligeramente compacta, picada en trozos pequeños del tamaño de un bocado

- Una cucharadita de aceite de oliva

- Guarniciones opcionales: hojuelas de pimiento rojo

Pesto de col rizada (rinde aproximadamente 1 ½ tazas, lo que probablemente te dejará con más)

- 3 tazas de col rizada empaquetada, preferiblemente de la variedad toscana / lacinato, sin costillas gruesas y picadas en trozos grandes (aproximadamente un manojo pequeño)

- ¾ taza de nueces pecanas o nueces

- Dos cucharadas de jugo de limón (aproximadame nte un limón pequeño)

- 2 a 3 dientes de ajo, según su tamaño

- ¾ cucharadita de sal marina de grano fino

- Pimienta negra recién molida, al gusto

- ½ taza de aceite de oliva

Direcciones:

1. Precalienta el horno en el tercio superior del horno a 500 grados Fahrenheit. Colócalo en la rejilla superior del horno, ya sea que tenga una piedra para hornear o concreto horneado. Verifica las instrucciones del empaque si usas la masa comprada en la tienda. Tendrás que hacer una pausa mientras te concentras en el pesto a temperatura ambiente.

2. Prepara pesto: Agrega col rizada, nueces, jugo de limón, ajo, sal y unas gotas de pimienta negra enfriada a un procesador de alimentos. Enciende y rocía el procesador de alimentos con la grasa. Continúa hasta que la calidad deseada haya alcanzado el pesto y evita raspar los lados según sea necesario. Si es necesario, prueba y aplica más jugo de limón, sal o pimienta.

3. Como se te indicó, prepara la masa de pizza. Para una transición rápida a un horno, prefiero

extender la masa sobre trozos de papel pergamino. Para obtener mejores resultados, extiende la masa lo más fina posible manteniendo uniforme la superficie.

4. Cubre la (s) pizza (s) con una capa extra de pesto (puede obtener pesto adicional que será bueno para la pasta o un sándwich). Rocía queso en la parte superior. Finalmente, rocía con una cucharadita de aceite de oliva y una pizca de sal y agrega 1 taza de chalé de corte en un tazón pequeño. Frota el aceite de oliva en la col rizada de modo que quede expuesta una fina capa. Extiende la col rizada uniformemente sobre la parte superior del pastel.

5. Coloca una pizza en el horno en una bandeja para hornear galletas o en el congelador precalentado. Hornea hasta que la corteza esté crujiente y el queso burbujee en la parte superior (alrededor de 10 a 12 minutos en un panadero o poco menos de 5 minutos en un cortador). Si es necesario, repite con el resto del pastel. Cubre la pizza con una hojuela de pimiento rojo espumoso, si lo deseas. Cortar y servir.

Valores nutricionales:

- Calorías 388

- Grasa total 27,2 g 35%

- Grasa saturada 5.1g

- Grasas trans 0.2g

- Grasa poliinsaturada 3.8g

- Grasa monoinsaturada 15,3 g 0%

- Colesterol 14 mg 5%

- Sodio 803,9 mg 35%

- Carbohidratos totales 29,8 g 11%

- Fibra dietética 3.4g 12%

- Azúcares 1g

- Proteína 9,8 g 20%

10.4 Ensalada de col rizada con aderezo de tahini verde

(Listo en aproximadamente: 15 minutos | Porciones: 1 | Dificultad: Fácil)

Ingredientes:

<u>Por ensalada</u>

- ½ manojo de col rizada, preferiblemente de la variedad toscana / lacinato, o varios puñados de sus verduras favoritas

- 1 taza de granos cocidos sobrantes (me encanta el arroz integral, el arroz salvaje, la quinua, el farro o las bayas de trigo ...)

- Dos zanahorias, cortadas en tiras largas con un pelador en juliana o un pelador de verduras normal.

- Un rábano, en rodajas finas y picado en trozos grandes.

- Dos cucharadas de pepitas (pipas de calabaza verde) o pipas de girasol, tostadas

- Más ideas: tomates cherry cortados a la mitad, aguacate en rodajas, pimiento morrón picado, cualquier otra cosa que te guste ...

- Aderezo de tahini verde (rinde aproximadamente ¾ de taza, por lo que tendrá suficiente para futuras ensaladas)

- ⅓ taza de aceite de oliva

- ⅓ taza de jugo de lima (alrededor de 3 a 4 limones medianos)

- Un puñado de cilantro fresco

- Un jalapeño pequeño, sin semillas y membranas, picado en trozos grandes

- Dos cucharadas de tahini

- 1 ½ cucharadita de miel o jarabe de arce

- ½ cucharadita de comino molido

- Un diente de ajo picado

- ¼ de cucharadita de sal marina de grano fino, al gusto

- Una pizca de hojuelas de pimiento rojo, opcional para picante adicional

Direcciones:

1. Para cocinar la col rizada, primero usa una copa de chef afilada para separar la mitad de las costillas de la col rizada si tiene otras verduras frescas, luego corta las costillas. Córtalo en trozos pequeños. Luego, cepilla suavemente con sal y frótalo con los puños a la vez hasta

que el color sea más frío y aromático. Este movimiento disminuye el amargor de la col rizada y fortalece su dureza.

2. Combina el pastel preparado con sobras de frijoles, zanahoria, rábano, pepitas tostadas y / o su aderezo preferido. Preferimos calentar el mío en el microondas primero).

3. Aderezo: En un procesador de alimentos o licuadora, todos los ingredientes se mezclan y se mezclan hasta que quede suave y se hace una pausa para rascar las caras como se desee.

4. Prueba, agrega sal si se requiere un poco más de sabor para aderezar. Mezcla una cucharada de pimiento rojo si le gusta la salsa más picante. Diluye el aderezo con un poco más de aceite de oliva y vuelve a mezclar, hasta que quede demasiado audaz para tu gusto.

5. Rocía sobre la ensalada el tahini verde y disfrútalo.

Valores nutricionales:

- Calorías 484

- Grasa total 20,4 g 26%

- Grasa saturada 2.8g

- Grasas trans 0g

- Grasa poliinsaturada 5.5g

- Grasa monoinsaturada 10,9 g 0%

- Colesterol 0 mg 0%

- Sodio 221,3 mg 10%

- Carbohidratos totales 66,2 g 24%

- Fibra dietética 12,9 g 46%
- Azúcares 10,9g
- Proteína 14,6g 29%

CAPÍTULO 11. A BASE DE PLANTAS PARA OJOS SALUDABLES

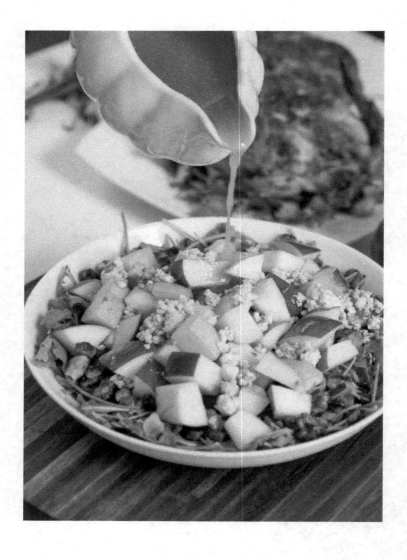

11.1 Ensalada de peras y rúcula con nueces confitadas

(Listo en aproximadamente: 20 minutos | Porciones: 5 | Dificultad: Fácil)

Ingredientes:

Nueces Confitadas

- 1 taza de nueces en mitades

- Cuatro cucharaditas de agua

- Dos cucharadas de azúcar morena clara

- ½ cucharadita de canela molida

- ¼ de cucharadita de sal

Ensalada

- Un diente de ajo grande, picado

- ¼ de cucharadita de sal

- Dos cucharadas de aceite de nuez

- Una cucharada de mostaza de Dijon

- Una cucharada de vinagre de vino blanco

- ¼ de cucharadita de pimienta molida

- 8 tazas de rúcula tierna

- Dos peras rojas maduras y firmes, en rodajas

Direcciones:

1. Precalienta el horno a 400 grados F para la preparación de nueces. Cubre un pequeño panadero con papel pergamino; polvo en aerosol.

2. Pon las nueces en un plato con agua. Azúcar moreno, sal y canela; llenar. Esparcir con azúcar morena. Colócalo en la cacerola llena. Hornea de 6 a 8

minutos hasta que el azúcar se disuelva y las nueces comiencen a broncearse. Deja enfriar en la olla, unos 10 minutos, antes de que el azúcar se endurezca.

3. Al lado de un cuchillo en una hoja, moldea el ajo y la sal hasta obtener una pasta para preparar la ensalada. En el aceite, la mostaza, el vinagre y la pimienta, pasar a un tazón grande y batir. Agrega rotondas, peras, nueces y luego tírelas para cubrirlas.

Valores nutricionales:

- Calorías 370 Calorías de la grasa 243

- Grasa 27g42%

- Grasa saturada 6g38%

- Colesterol 13 mg 4%

- Sodio 228 mg 10%

- Potasio 228 mg 7%

- Carbohidratos 28g9%

- Fibra 3g13%

- Azúcar 19g21%

- Proteína 4g8%

11.2 Ensalada de fideos de arroz y edamame

(Listo en aproximadamente: 20 minutos | Porciones: 5 | Dificultad: Fácil)

Ingredientes:

- 1 paquete de 10 a 12 onzas de edamame sin cáscara congelado

- 8 onzas de fideos de arroz finos o palitos de arroz

- 1 taza de alga arame o dulse

- ¾ taza de vinagre de arroz

- Dos cucharadas de aceite de canola

- Dos cucharadas de azúcar

- ½ cucharadita de sal

- 1 taza de zanahoria rallada

- Un pimiento rojo mediano, en rodajas finas

- ⅓ taza de cebolla morada en rodajas finas

- ¼ taza de cilantro fresco picado

- ½ taza de maní ligeramente salado, picado, cantidad dividida

Direcciones:

1. Cocina el edamame en las instrucciones del paquete. Escurrir con agua fría y enjuagar. Escurrir, pasar y picar dos veces a la tabla de trabajo. Si usa arame, cocina en un trozo del tamaño de un bocado de acuerdo con las instrucciones del paquete; si usa dulse, no cocines.

2. En un bol amplio, bate el vinagre, la grasa, el azúcar y la sal. Mezcla bien la masa y agrega el edamame, los fideos de arroz, las algas, la zanahoria, el pimiento morrón, la cebolla, el cilantro y 1/4 taza de maní. Sirve con los cacahuetes sobrantes cepillados.

Valores nutricionales:

- 418 calorías;

- grasa total 16 g 25% DV;

- grasa saturada 1,5 g;

- Colesterol 0 mg;

- 425 mg de sodio al 17% DV;

- potasio 499 mg 14% DV;

- carbohidratos 56,3 g 18% DV;

- fibra 8,6 g 34% DV;

- azúcar 9 g;

- proteína 13.1g 26% D

11.3 Granola de nuez de arce

(Listo en aproximadamente: 20-30 minutos | Porciones: 10 | Dificultad: Fácil)

Ingredientes:

- 5 tazas de copos de avena a la antigua

- 1 taza de chips de coco sin azúcar o hojuelas

- ½ taza de almendras en rodajas

- ½ taza de nueces pecanas picadas

- ½ taza de azúcar morena clara

- ⅓ taza de semillas de calabaza sin sal

- ⅓ taza de semillas de girasol sin sal

- ½ taza de jarabe de arce puro

- ½ taza de agua

- ¼ taza de aceite de canola

- ½ taza de arándanos secos

- ½ taza de pasas

Direcciones:

1. Aproximadamente 275 grados F precalienta un horno.

2. En una taza grande, mezcla el arroz, el cacao, las almendras, las nueces y el azúcar morena y las semillas de papa. En un tazón mediano o taza medidora grande, agrega la bebida, el agua y el aceite y vierte

92

sobre la mezcla de avena; mezcla bien. Coloca la mezcla en una bandeja para hornear ancha con borde (30 x 38 cm).

3. 45 minutos de horneado. Retirar. Incorpora los arándanos y las uvas. Enfriar completamente antes de comer.

Valores nutricionales:

- 251 calorías;

- grasa total 12,2 g 19% DV;

- grasa saturada 3,1 g;

- Colesterol Mg;

- 4 mg de sodio;

- Potasio 112 mg 3% Dv;

- Carbohidratos 31,7 g 10% Dv;

- Fibra 3,8 g 15% Dv;

- Azúcar 15 g;

- Proteína 5.8g 12% D

CAPÍTULO 12. DIETA A BASE DE PLANTAS PARA UN SISTEMA INMUNITARIO SALUDABLE

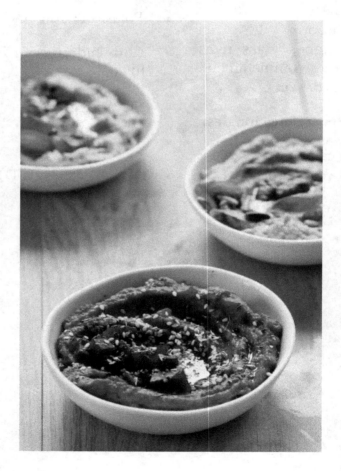

12.1 Humus de remolacha

(Listo en aproximadamente: 10 minutos | Porciones: 6 | Dificultad: Fácil)

Ingredientes:

*   remolachas cocidas (usa envasadas al vacío en lugar de en vinagre) 150g

*   garbanzos 400g lata escurridos y enjuagados

*   ajo, un diente

*   tahini 3 cucharadas

*   aceite de oliva extra virgen 3 cucharadas, más extra para servir

*   1½ limón, exprimido

*   panes planos y galletas saladas para servir (opcional)

Direcciones:

1. Escurrir muy bien la remolacha cocida y poner los garbanzos, el ajo, el tahini, el aceite de oliva y una gran cantidad de condimento en un robot de cocina o licuadora. Agita hasta que quede suave, sazona (agrega más si es necesario) y agrega el jugo de cítricos.

2. Raspa y rocía un poco de aceite de oliva en una fuente para servir. Sirve si lo prefieres con panes planos y galletas saladas.

Valores nutricionales:

*   Calorías: 216

*   Hidratos de carbono: 19 g

*   Proteínas: 6,1 g

*   Grasas: 14 g

*   Grasa saturada: 1,8 g

- Grasa poliinsaturada: 2,8 g

- Grasas monoinsaturadas: 8 g

- Grasas trans: 0 g

- Colesterol: 0 mg

- Sodio: 191 mg

- Potasio: 155 mg

- Fibra: 5,4 g

- Azúcar: 4 g

- Vitamina A: 25 UI

- Vitamina C: 4,2 mg

- Calcio: 58 mg

- Hierro: 1,3 mg

12.2 Ensalada de remolacha marinada

(Listo en aproximadamente: 20 minutos | Porciones: 4 | Dificultad: Fácil)

Ingredientes:

- 1 lata (16 onzas) de remolacha entera

- ¼ taza de azúcar blanca

- 1 cucharadita de mostaza preparada

- ¼ taza de vinagre de vino blanco

- ¼ de taza de cebolla morada picada

Direcciones:

1. Corta en rodajas de 1/4 por 1/2 pulgada, escurre las remolachas y reserva 1/4 de taza de leche. Mezcla y aplica los oréganos.

2. Cocina la mantequilla, la mostaza y 1/4 de taza de líquido en una cacerola a fuego medio hasta que se rompa. Aplica vinagre y cocina; Retirar del calor y del frío.

3. Vierte sobre las rodajas de cebolla y remolacha, mezcla y deja enfriar de 4 a 6 horas. Retirar y disfrutar a temperatura ambiente del refrigerador.

Valores nutricionales:

- 88,5 calorías;

- proteína 1,2 g 2% DV;

- carbohidratos 21,7 g 7% DV;

- grasa 0,2 g;

- colesterol 0 mg;

- Sodio 236,3 mg 10% DV.

CAPÍTULO 13. DIETA A BASE DE PLANTAS PARA LA HABILIDAD MENTAL

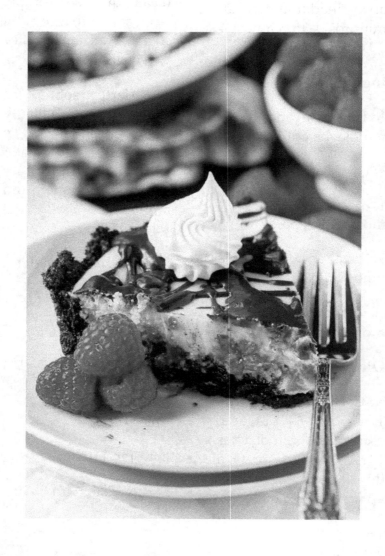

13.1 Pastel de queso crema fácil de frambuesa y almendras

(Listo en aproximadamente: 10 minutos | Porciones: 8 | Dificultad: Fácil)

Ingredientes:

- 1 masa de pastel preparada comprada de su elección

- 3 paquetes (6 onzas cada uno) de frambuesas Drisdol's, cantidad dividida

- 1 1/4 tazas de crema espesa

- 1/2 taza de azúcar granulada

- 1/2 cucharadita - 1 cucharadita de extracto de almendras

- 1 paquete (8 onzas) de queso crema, ablandado

- 6 onzas de chocolate con leche o chocolate semidulce, derretido

- Ramitas de menta fresca, opcional.

Direcciones:

1. Llena el fondo de la base de la tarta con 1 paquete de frambuesa.

2. Coloca la tarta a un lado.

3. En la tina del juego y la licuadora, vierte 1 1/4 taza de crema espesa.

4. Aplicar 1/2 taza de azúcar granulada.

5. Usa 1/2 cucharadita de extracto de almendra

6. Batir a alta velocidad hasta obtener picos escarpados. No mezcles demasiado.

7. Coloca la mezcla de crema a un lado.

8. En una taza aparte, pon 1 paquete (8 onzas) de queso crema.

9. Batir el queso crema hasta que esté uniforme y cremoso.

10. Agrega queso crema.

11. Batir a un ritmo medio para suavizar el relleno de la masa.

12. Vierte el relleno uniformemente en la base de la tarta a través de las bayas.

13. Cubre el pastel en un patrón circular comenzando en el medio con las frambuesas restantes.

14. Agita gradualmente el chocolate en un microondas o baño María hasta que quede suave y sedoso.

15. Frambuesas decorativas con una pizca de cacao.

16. Si es necesario, agrega ramitas de menta fresca.

17. Sirve el pastel de chocolate al instante con untado simple de frambuesa y almendra.

Valores nutricionales:

- Calorías 267.2

- Grasa total 12,6 g

- Grasa saturada 5.9 g

- Grasa poliinsaturada 1,2 g

- Grasa monoinsaturada 4.7 g

- Colesterol 40,8 mg

- Sodio 199,8 mg

- Potasio 154,8 mg

- Carbohidratos totales 36,3 g

- Fibra dietética 3.9 g

- Azúcares 19,7 g

- Proteína 3,2 g

13.2 Salsa de arándanos con jugo de naranja, miel y peras

(Listo en aproximadamente: 20 minutos | Porciones: 12 | Dificultad: Fácil)

Ingredientes:

- 1 taza de jugo de naranja

- 1 taza de azucar blanca

- 1 paquete (12 onzas) de arándanos frescos

- 2 peras medianas (aproximadamente 2-1 / 2 por libra) lanzas, cortadas en cubitos

- ⅓ taza de miel

- 2 ramitas de canela ramitas de canela

Direcciones:

1. Calienta el jugo de naranja y el azúcar en una cacerola a fuego medio hasta que el azúcar se disuelva. Agrega los arándanos y cocina hasta que comiencen a reventar, de 5 a 10 minutos. Agrega las peras, la miel y las ramas de canela y cocina por 10 minutos. Retirar del fuego y transferir a un tazón. La salsa de arándanos se espesará a medida que se enfríe. Retira las ramas de canela antes de servir.

Valores nutricionales:

- 132,7 calorías;

- proteína 0,4 g 1% DV;

- carbohidratos 34,7 g 11% DV;

- grasa 0,1 g;

- colesterol 0 mg;

- Sodio 1,5 mg.

CAPÍTULO 14. DIETA A BASE DE VEGETALES PARA AUMENTAR LA ENERGÍA

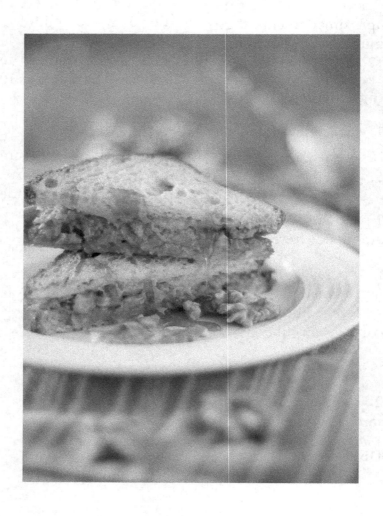

14.1 Boniato, nuez y queso havarti a la parrilla

(Listo en aproximadamente: 20 minutos | Porciones: 2 | Dificultad: Fácil)

Ingredientes:

- 1 camote grande

- horneado y con la carne sacada

- 1 cucharadita de canela en polvo

- 1 cucharada (20 g) de miel

- ⅓ taza (40 g) de nueces picadas en trozos grandes

- 8 rebanadas de pan de masa madre

- 16 rebanadas de queso Havarti

Direcciones:

1. Precalienta el horno a 180 ° C o al punto de gas 4 (350 ° F).

2. Pon la pulpa dulce, el azúcar, la mantequilla dulce y las nueces en una taza pequeña. Combina con puré y revuelve.

3. Unta una pieza de pan con una capa gruesa de pasta de camote para cada sándwich.

4. Rodajas de Havarti y una segunda. Hornea durante 10 minutos en una tabla para galletas hasta que el queso se derrita y se dore suavemente.

Valores nutricionales:

- Calcio 242 mg 24%

- Hidratos de carbono 45 g 15%

- Colesterol 55 mg 18%

- Grasa total 22 g 34%

- Hierro 3 mg 19%

- Calorías 437 kcal 22%

- Sodio 702 mg 28%

- Proteína 14 g 28%

CAPÍTULO 15. RECETAS DE ALMUERZO Y CENA INTEGRALES

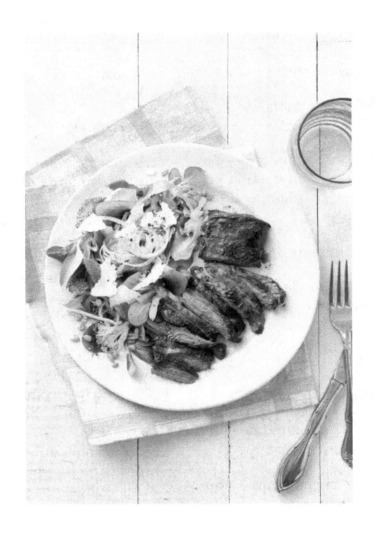

15.1 Falda de bistec picante con brócoli

(Listo en aproximadamente: 20 minutos | Porciones: 3 | Dificultad: Fácil)

Ingredientes:

- Filete de falda de 1/2 libra,

- 2 cucharadas de mantequilla cortada en partes, temperatura ambiente

- 1/2 libra de brócoli,

- 1/2 taza de cebolletas cortadas en floretes,

- 1 diente de ajo cortado en trozos

Prensa de adobo:

- 1/2 cucharadita de pimienta negra

- 1 cucharadita de pimiento rojo

- 1/2 cucharadita de hojuelas de sal marina

- 2 cucharaditas de aceite de oliva

- 1 cucharadita de salsa tamari

- 1/4 taza de vinagre de vino

Direcciones:

1. Ambos componentes de la marinada se mezclan cuidadosamente en una olla de cerámica. Agrega la carne y déjala permanecer en su refrigerador por 2 horas. Disuelva 1 cucharada de mantequilla a fuego fuerte a medio-alto en una sartén. Cocina los platos de brócoli mezclando regularmente durante 2 minutos, hasta que estén suaves pero de color verde brillante, Reserva.

2. Derrite la cuchara sobrante de mantequilla en la sartén. Cocina las cebolletas una vez tibias y los ajos durante unos 2 minutos, antes aromatizados, reserva. Luego asa el bistec, aplicando una cantidad limitada de adobo. Procesa hasta que se dore uniformemente en ambos niveles, quizás 10 minutos y así. Inserta las verduras almacenadas y comienza a cocinar durante varios minutos o hasta que todo esté listo y caliente.

Valores nutricionales:

- Calorías por ración: 331;

- 24,7 g de grasa;

- 4,5 g de carbohidratos;

- 2,8 g de fibra;

- 24,1 g de proteína;

15.2 Búsqueda vegana

(Listo en aproximadamente: 15 minutos | Porciones: 6-8 | Dificultad: Fácil)

Ingredientes:

- 1 taza de anacardos crudos

- 1/2 - 3/4 taza de agua

- 1 diente de ajo o 1 cucharadita de ajo en polvo

- 1-2 cucharadas de levadura nutricional

- 1 4 oz. lata de chiles verdes

- 1/2 cucharadita de comino

- 1/2 cucharadita de chile en polvo

- 1/2 sal, o al gusto

Direcciones:

1. Lava el huevo. Me gustan 5 minutos para remojar mis anacardos en agua caliente. Esto los hace maravillosamente suaves y se combinan idealmente con pura crema. Se recomienda beberlo en agua fría hasta por 2 horas para ayudar con la digestión. El remojo podría estar disponible como alternativa.

2. Mezcla los ingredientes. En la taza para mezclar, agrega la cazuela, 1/2 taza de agua, ganso, levadura nutricional, chile en polvo, comino y sal. Licua hasta que quede esponjoso y continúa frotando los lados si es necesario, durante aproximadamente 1-2 minutos. Si es necesario, agrega más agua.

3. Caliéntalo (opcional). Para el queso vegano tibio, vierte el queso en una fuente para horno saludable, cúbrelos con papel de aluminio y ponlos a 350 grados F en un horno precalentado durante diez a quince minutos. En el microondas, en cambio, destapa mojado, con 30 segundos, calentando cada uno para cocinar.

4. Come con tus papas fritas o palitos de verduras favoritos. Sirve tibio a temperatura ambiente. El jalapeño, el pimiento rojo, los guisantes, las cebollas verdes y / o el cilantro son para matices y texturas para terminar en rodajas o en cubitos.

Valores nutricionales:

- Calorías 145

- Grasa total 11g 14%

- Grasa saturada 2,2 g

- Colesterol 0 mg 0%

- Sodio 74,6 mg 3%

- Carbohidratos totales 9.5g 3%

- Fibra dietética 1,6 g 6%

- Azúcares 1.8g

- Proteína 4g 8%

CAPÍTULO 16. BEBIDAS

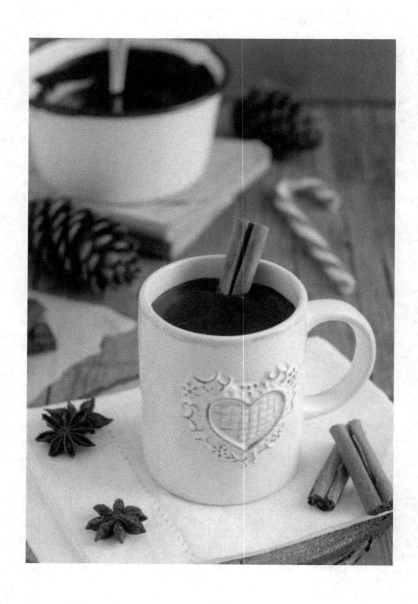

16.1 Cioccoolata calda (chocolate caliente al estilo italiano)

(Listo en aproximadamente: 20 minutos | Porciones: 2 | Dificultad: Fácil)

Ingredientes:

- 3 cucharadas de cacao en polvo

- 1 ½ cucharada de azúcar blanca

- 1 ½ tazas de leche

- 2 cucharadas de leche

- 1 cucharada de fécula de maíz.

Direcciones:

1. En una cacerola poco profunda, agrega el cacao en polvo y el azúcar. En la cacerola, extrae 1 1/2 tazas de leche hasta que se disuelva. Colocado a fuego lento, hierve la mezcla lentamente.

2. Batir en una taza pequeña 2 cucharaditas de leche y almidón de maíz; batir suavemente en la mezcla de cacao, la pasta de almidón de maíz. Continúa cocinando, batiendo constantemente a un espesor de 2 a 3 minutos para el chocolate caliente.

Valores nutricionales:

- 169,2 calorías;

- proteína 8,1 g 16% DV;

- carbohidratos 26,7 g 9% DV;

- grasa 5 g 8% DV;

- colesterol 15,9 mg 5% DV;

- Sodio 83,3 mg 3% DV.

16.2 Margaritas italianas de amaretto en las rocas

(Listo en aproximadamente: 5 minutos | Porciones: 4 | Dificultad: Fácil)

Ingredientes:

- 2 cucharadas de azúcar glass

- 4 tazas de hielo picado

- 2 tazas de mezcla agridulce

- 5 onzas líquidas de tequila

- 5 onzas líquidas de amaretto (licor con sabor a almendras)

- 2 onzas líquidas de licor de naranja

- 4 rodajas (1/4 "de grosor) (en blanco) rodajas de naranja para decorar

- 4 rodajas de lima (en blanco) (1/4 "de grosor) para decorar

Direcciones:

1. Llena con hielo picado, luego deja caer los bordes ligeramente mojados de 4 vasos de 12 onzas en el azúcar de las tazas para cubrir los vasos con ella.

2. Mezclar en un bol la combinación de agridulce, amaretto, tequila y naranja; remolino. En los vasos preparados, coloca la mezcla. Agrega naranja y lima a cada cóctel.

Valores nutricionales:

- 539,3 calorías;

- proteína 0,2 g;

- carbohidratos 78,7 g 26% DV;

- grasa 0,2 g;

- colesterol 0 mg;

- 8,4 mg de sodio.

16.3 Margarita en las rocas

(Listo en aproximadamente: 5 minutos | Porciones: 2 | Dificultad: Fácil)

Ingredientes:

- 1 pizca de sal kosher para rimming vasos

- cubos de hielo

- ½ taza de tequila plateado

- ¼ de taza de jugo de lima endulzado (como Rose's®)

- ¼ de taza de triple sec

- ¼ de taza de refresco de lima-limón, o al gusto

Direcciones:

1. Si lo deseas, redondea 2 vasos de margarita y llénalos con hielo. Vierte tequila en una coctelera llena de helados, jugo de lima endulzado, tres veces más y refresco de lima-limón, mantén la palma apretada sobre la parte superior de la coctelera y no agites vigorosamente. Sirve en tazas de margarita preparadas.

Valores nutricionales:

- 316,9 calorías;

- proteína 0 g;

- carbohidratos 29,5 g 10% DV;

- grasa 0,1 g;

- colesterol 0 mg;

- Sodio 209,9 mg 8% DV.

16.4 Affogato mexicano

(Listo en aproximadamente: 10 minutos | Porciones: 1 | Dificultad: Fácil)

Ingredientes:

- 1 cucharada de helado de chocolate

- 1 onza de espresso recién hecho

- ½ onza de tequila (como Patron Roca®)

- ½ onza de licor con sabor a café (como Kahlua®)

- 2 cucharadas de crema batida

- 3 granos de café cubiertos de chocolate de cada uno

Direcciones:

1. En una taza de café, pon helado. En una botella pequeña, mezcla espresso caliente, tequila y licor de café; verter sobre el helado. Espolvorea crema batida y granos de café cubiertos de azúcar.

Valores nutricionales:

- 243,6 calorías;

- proteína 1,6 g 3% DV;

- carbohidratos 19,3 g 6% DV;

- grasa 11,8 g 18% DV;

- colesterol 28,2 mg 9% DV;

- Sodio 27,8 mg 1% DV.

CAPÍTULO 17. POSTRES

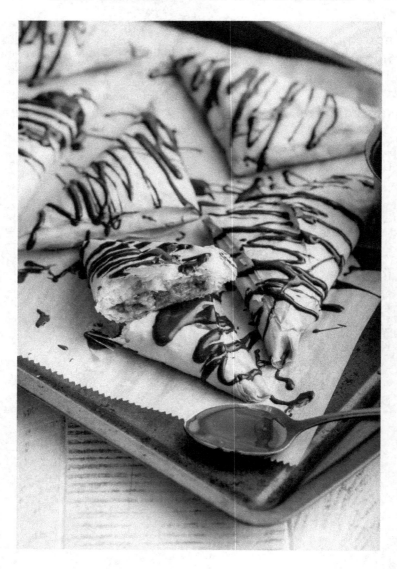

17.1 Cambios fáciles de calabaza

(Listo en aproximadamente: 20 minutos | Porciones: 18 | Dificultad: Fácil)

Ingredientes:

- 1 taza de calabaza enlatada

- ¼ taza de azúcar morena

- 2 cucharaditas de canela molida

- 2 cucharaditas de especias para pastel de calabaza

- 2 hojas de hojaldre congelado, descongelado

Direcciones:

1. Precalienta el horno a 175 ° C (350 ° F). Coloca dos tablas de hojaldre de papel pergamino.

2. En una taza, mezcla la calabaza, el azúcar morena, la canela y la pimienta.

3. Extiende en un cuadrado de 12x12 pulgadas y córtala en cuadrados de 9-4 "por pieza.

4. Mezclar la cuchara de calabaza en el medio de los cuadrados de masa. Los lados húmedos de cada cuadrado se combinan con el agua, se pliegan.

5. Hornea en un horno precalentado durante unos 15 minutos hasta que la masa horneada esté dorada. Diez minutos en las tazas se enfrían. Retirar la rejilla y dejar enfriar totalmente.

Valores nutricionales:

- 165,1 calorías;

- proteína 2,1 g 4% DV;

- carbohidratos 16,5 g 5% DV;

- grasa 10,3 g 16% DV;

- mg de colesterol;

- Sodio 100,5 mg 4% DV.

17.2 Pastel de calabaza simple

(Listo en aproximadamente: 20 minutos | Porciones: 8 | Dificultad: Fácil)

Ingredientes:

- 2 huevos grandes

- 1 lata (16 onzas) de puré de calabaza

- 1 (14 onzas) puede endulzar la leche condensada

- 1 cucharadita de especias para pastel de calabaza

- 1 (9 pulgadas) de masa para tarta sin hornear

Direcciones:

1. Precalienta el horno a 220 ° C (425 ° F).

2. En un tazón grande, mezcla las papas, el puré de calabaza, la leche endulzada y las especias para pastel de calabaza.

3. Coloca la base de la torta en una fuente para hornear de 9 pulgadas; agrega la mezcla de calabaza de la corteza.

4. Coloca la pasta en una bandeja para hornear galletas y hornea por 15 minutos en un horno precalentado. Hornea hasta que se complete el relleno, de 35 a 40 minutos y el calor a 150 grados F (175 grados C).

Valores nutricionales:

- 308,9 calorías;

- proteína 7,5 g 15% DV;

- carbohidratos 41,8 g 14% DV;

- grasa 13,2 g 20% DV;

- colesterol 63,2 mg 21% DV;

- Sodio 333,6 mg 13% DV.

Conclusión

Hay muchos tipos de dietas a base de plantas, pero todas enfatizan ciertos alimentos asociados con los beneficios para el corazón, como cereales integrales, frutas, verduras, legumbres, frutos secos y aceites saludables como el aceite de oliva. Esta dieta es rica en fibra, vitaminas y minerales que ayudan a reducir la presión arterial y el colesterol LDL (malo), reducen el riesgo de diabetes y ayudan a mantener un peso saludable, todo lo cual puede reducir su riesgo de enfermedad cardíaca.

¿Cuál es la dieta vegetal adecuada para ti? No es necesario que sea completamente vegetariano o vegano (evitando todos los productos de origen animal, incluso los huevos y los lácteos) para obtener los mejores beneficios para la salud del corazón. La atención debe centrarse en comer más de las plantas adecuadas, evitar las incorrectas, eliminar los alimentos poco saludables y moderar la ingesta de productos animales más saludables.

¿A qué estás esperando? ¡Tu nueva vida está a un paso!

.

CPSIA information can be obtained
at www.ICGtesting.com
Printed in the USA
BVHW091141150621
609530BV00012B/2273